DU TRAITEMENT

DE LA

MÉTRITE DU COL

PAR

Raymond GRILHAULT DES FONTAINES

Docteur en médecine de la Faculté de Paris

Ancien interne provisoire des hôpitaux de Paris

PARIS

IMPRIMERIE DE LA FACULTÉ DE MÉDECINE

HENRI JOUVE

15, Rue Racine, 15

1893

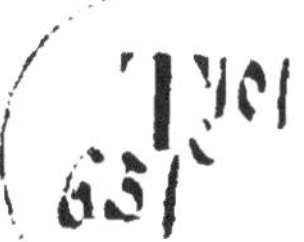

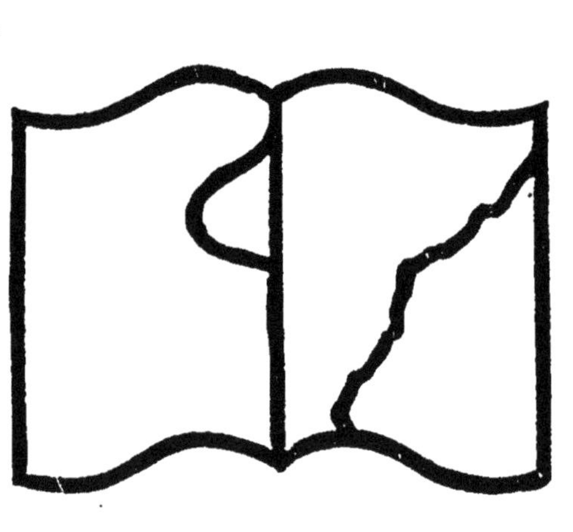

Texte détérioré — reliure défectueuse

NF Z 43-120-11

DE LA

MÉTRITE DU COL

PAR

Raymond GRILHAULT DES FONTAINES
Docteur en médecine de la Faculté de Paris
Ancien interne provisoire des hôpitaux de Paris

PARIS
IMPRIMERIE DE LA FACULTÉ DE MÉDECINE
HENRI JOUVE
15, Rue Racine, 15

1893

A LA MÉMOIRE DE MON PÈRE

ET DE MA MÈRE

A MA FAMILLE

A MES MAITRES

AVANT-PROPOS

Parvenu à la fin de mes études médicales, j'éprouve le besoin d'exprimer le profond sentiment de reconnaissance et de respect que m'inspirent mes maîtres.

Je ne saurais trop remercier ceux qui m'ont guidé dans la voie que j'ai suivie.

J'adresse l'expression de ma gratitude à M. Aud'houi chez qui j'ai fait ma première année d'externat à la Pitié.

A M. Polaillon, dans le service duquel j'ai passé deux années consécutives.

A MM. les professeurs Jaccoud, Le Fort et Tarnier, dont j'ai pu apprécier les leçons de clinique.

A M. Lejars, que j'ai connu chef de clinique à la Pitié.

A M. Renault, à qui je dois ce que je sais des maladies vénériennes.

A M. Denis, médecin de l'hospice de Bicêtre, et à M. Luys, à la Charité. Tous deux m'ont initié aux affections du système nerveux.

A M. Pozzi, qui, pendant l'année 1892-1893, à

Pascal-Lourcine, m'a témoigné tant de fois sa bienveillante sympathie.

A M. Picqué, enfin, dont je me rappellerai toujours les bontés.

Je prie M. le professeur Le Dentu qui, en acceptant la présidence de cette thèse, me donne une nouvelle preuve de bienveillance, de croire à ma profonde gratitude. Les marques de bonté et de sympathie dont j'ai été l'objet de sa part me touchent à ce point que je crois avoir été son élève. Mais j'ai assez suivi son enseignement clinique pour que je le considère comme un de mes maitres. Je suis d'autant plus touché de ce qu'il a fait pour moi que je n'avais aucun droit à sa sollicitude.

J'ai encore des remerciements à adresser, ce sont ceux d'un ami à un ami. Pichevin, que je connais depuis mon enfance et dont l'affection m'est si chère, a bien voulu, dans ce travail, me donner quelques conseils. Le remercier me parait presque banal, j'aime mieux lui dire, ce qu'il sait déjà, que j'ai pour lui une sincère affection.

INTRODUCTION

Il est peu de praticiens, à cette heure, qui ne se croient autorisés à entreprendre le traitement des affections gynécologiques, même compliquées. L'on peut cependant se demander s'ils savent traiter convenablement la vulgaire métrite, maladie des plus communes et des plus tenaces.

Nous nous permettrons de leur presenter, dans une vue d'ensemble, les principales indications qui doivent régir la thérapeutique des inflammations utérines.

Nous laisserons de côté les différents moyens auxquels on a eu recours anciennement pour combattre le catharre utérin ; ils n'ont plus pour nous qu'un intérêt historique, et nous savons par expérience que leur efficacité est à peu près nulle.

C'est aussi par l'expérience que nous avons appris, dans ces dernières années, que les indications thérapeutiques devaient varier suivant la localisation, ou mieux la prédominance de la maladie sur le col ou sur le corps de l'utérus, Ainsi la curettage fait merveille dans la métrite du corps, il est insuffisant dans la métrite du col. Conclusion : la métrite du col demande à être traitée d'une façon spéciale.

Cela n'est pas pour nous étonner, car nous savons que le col utérin par sa structure, ses fonctions et sa pathologie, présente, par rapport au corps, une véritable indépendance.

Toutefois, nous devons reconnaître que cette indépendance est relative dans certains cas pathologiques. Dans la métrite, par exemple, il est rare de voir la maladie se localiser uniquement sur le col, si tant est que cette localisation morbide puisse exister. Ce qui paraît plus certain, c'est que les lésions peuvent être plus marquées sur cette partie de l'utérus. La preuve de ce que nous avançons nous est fournie par l'observation journalière. Chaque jour, en effet, nous voyons le curettage précéder l'opération de Schrœder lorsqu'on traite une métrite invétérée. Pourquoi ce curettage si le corps utérin est sain ? Sans nier d'une façon absolue la possibilité de la métrite du col sans métrite du corps, nous croyons qu'elle est exceptionnelle.

Au sujet de cette localisation de la métrite sur le col utérin, les avis sont partagés, et voici comment s'expriment les auteurs :

« L'examen approfondi de tous les cas de métrite du col que j'ai eu l'occasion de voir m'a démontré que, dans la grande majorité des cas, l'inflammation ne dépasse pas le sphincter . . . .

La cavité du corps peut participer ou non à l'inflammation du col. » (1).

« L'isthme de l'utérus forme une barrière souvent respectée par les lésions pathologiques, la muqueuse du corps et celle du col peuvent être enflammées isolément. La métrite du col est plus habituellement chronique » (2).

« Le catarrhe aigu du col n'existe que s'il y a catarrhe généralisé affectant à la fois le corps et le col. Le catarrhe chronique, au contraire, peut être localisé dans la muqueuse du col. C'est une phlegmasie chronique de la muqueuse intra-cervicale » (3).

« La cavité cervicale peut participer à l'inflammation du corps utérin. Ce fait n'est pas constant et on voit, quelquefois, les lésions inflammatoires s'arrêter brusquement à l'orifice interne et ne pas s'étendre au-delà. D'où il suit que le parenchyme du col présente des lésions moins accentuées que celui du corps. C'est surtout chez les vierges que cette disposition existe. » (4).

« Il n'est pas exact, anatomiquement, de dire qu'il y a une métrite cervicale et une métrite du corps distinctes, car l'indépendance de ces deux portions de la matrice n'est jamais complète. Le plus souvent même les lésions y sont contemporaines et évoluent parallèlement. Cependant il peut se faire que l'inflammation

(1) *James, Henry Bennett.* Traité pratique de l'inflam. de l'utérus, de son col et de ses annexes, 1864

(2) *Gallard.* Traité des maladies des femmes, 1879.

(3) *Hart et Barbour* Manuel de gynécologie.

(4) *De Sinéty.* Traité pratique de gynécologie, 1884

se localise plus spécialement dans l'une ou l'autre de ces régions, La métrite cervicale prédomine ordinairement, car le col utérin est plus exposé aux causes vulnérantes » (1). Il faut ajouter que l'inflammation s'éternise dans les glandes cervicales, alors qu'elle est éteinte dans la muqueuse si délicate du corps. C'est à cette dernière opinion que nous croyons devoir nous arrêter, ne pouvant admettre, d'après la pathogénie et l'étiologie des métrites, que dans la métrite du col, l'infection microbienne et le processus anatomique qu'elle détermine, puissent, surtout si la maladie est chronique, rester cantonnés au col à l'exclusion du corps utérin ou inversement au corps à l'exclusion du col. Comme dit notre éminent maître, M. Pozzi, le plus souvent les lésions de ces deux régions de l'utérus sont contemporaines et évoluent parallèlement, mais il arrive un moment où la métrite cervicale prédomine et nécessite un traitement spécial.

(1) *Pozzi.* Traité de gynécologie, 1892.

CHAPITRE PREMIER

Avant d'entreprendre tout traitement contre la métrite il y a des considérations importantes qui ne doivent pas échapper au praticien, sous peine de faire œuvre inutile ou même nuisible. C'est qu'en effet, la question de diagnostic s'impose avant tout.

Deux cas peuvent se présenter.

Ou bien la métrite existe, mais elle relève d'états pathologiques de voisinage, ou bien elle n'existe pas, et ce que l'on observe du côté du col est dû à un état spécial de celui-ci.

Le premier cas a rapport aux métrites dites symptomatiques. Le second a trait à ce que l'on a appelé la fausse métrite des vierges. Les métrites dites symptomatiques sont des états pathologiques de l'utérus que M. Pozzi qualifie, dans son *Traité de gynécologie*, du nom de « pseudo-métrites ». Ce sont des manifestations morbides de lésions avoisinantes d'un ordre plus élevé. Telles sont, par exemple, les inflammations de la muqueuse utérine si fréquentes dans les corps fibreux et qui paraissent être la cause des hémorrhagies. Wyder en a fait l'objet d'un travail spécial en 1886, et il a montré que, dans ces cas, l'irritation se propageait de proche en proche, par voie de continuité de tissu.

Telles sont encore les lésions de l'endomètre qui accompagnent les maladies des annexes, et qui sont dues, vraisemblablement, aux congestions réflexes prédisposant à l'infection. Les pseudo-métrites de ce genre liées, d'après Czempin, aux inflammations chroniques des ovaires, avec ou sans participation des trompes, à la paramétrite exsudative, aux irritations pelvipéritonéales résultant de cicatrices des ligaments larges après les ovariotomies et les salpingotomies, aux pyosalpinx, et même au sarcome et au carcinome de l'ovaire, ne doivent être considérées qu'à titre d'épiphénomène accompagnant tardivement les manifestations qui se passent du côté des annexes ou du péritoine pelvien (1). Dans tous ces cas la métrite passe au second plan, et c'est la lésion principale qui nécessitera d'abord l'intervention, quand celle-ci est indiquée. Voyons maintenant ce que l'on doit entendre par fausse métrite des vierges.

Sous ce nom on désigne un aspect particulier du col caractérisé par le retroussement des lèvres du museau de tanche, aspect comparable au renversement en dehors des paupières dans la blépharite ciliaire, ou, plus exactement, au retroussement à l'extérieur des lèvres de l'orifice buccal chez certaines personnes à lèvres épaisses. Cet état du col, que l'on rencontre tout particulièrement chez la femme vierge,

(1) *Pozzi*. Traité de gynécologie, 1892, page 137.

ne doit pas être regardé comme pathologique, d'après M. Pozzi. C'est un ectropion, sans doute, mais un ectropion normal qui n'a rien de commun avec celui de la cervicite. Il ne nécessite aucune intervention, mais semble prédisposer à la métrite cervicale. Le diagnostic de cette petite difformité du col est basé sur l'absence de troubles fonctionnels, et en particulier de la leucorrhée; il est basé aussi sur l'inefficacité des topiques. Enfin M. Doleris vient de publier un travail sur les fausses métrites. Il fait ressortir le rôle de la contagion et trace le processus symptomatique de certaines altérations non microbiennes de l'utérus.

Nous avons cru devoir parler de tous ces faits pour les éliminer de notre travail et délimiter notre sujet.

CHAPITRE II

Sans les notions essentielles de pathogénie et d'anatomie pathologique de la métrite, on ne saurait comprendre le but que se proposent les moyens de traitement de cette affection. Nous devrions donc, sans entreprendre une étude détaillée et complète de ces deux chapitres de l'histoire de la métrite, en tracer ici tout au moins les grandes lignes, mais nous ne parlerons, pour le moment, que de la pathogénie, et, plus loin, nous décrirons sommairement les lésions anatomiques du col qui trouveront mieux leur place ailleurs.

En parcourant les travaux récents publiés sur la métrite, il est facile de se convaincre de la nature microbienne de cette affection. L'origine infectieuse de la métrite est un fait incontestable et incontesté aujourd'hui. Des microbes ont été trouvés dans les produits de sécrétion du col atteint de métrite, et il est certain qu'on les trouverait toujours dans tous les cas de métrite.

L'utérus est un des organes, qui s'inoculent avec la plus grande facilité. Située au fond du vagin où les micro-organismes pullulent et qu'il est si difficile de rendre aseptique, la matrice est perpétuellement en imminence d'infection. La plus petite plaie, la plus minime éraillure suffit à l'inoculation. et nous ne devons plus nous étonner de la fréquence des maladies utérines, de la métrite en particulier.

En disant que la métrite est toujours d'origine infectieuse, microbienne, nous voyons notre opinion confirmée par beaucoup d'auteurs. M. Terrier a déclaré formellement à la Société de chirurgie qu'en dehors de l'inoculation il ne croyait pas à l'existence du catarrhe du col (1). Cette notion est du reste ancienne. Nous lisons d'autre part, dans l'ouvrage de notre éminent maître M. Pozzi, les lignes suivantes : « On peut dire que toutes les inflammations de l'utérus sont certainement d'origine infectieuse, microbienne. La démonstration directe est maintenant faite, et depuis longtemps l'induction ne laissait, du reste, aucun doute à ce sujet » (2). Nous sommes heureux de citer cette phrase, car elle exprime de la façon la plus exacte notre opinion.

Nous n'insisterons pas davantage sur ce point; l'origine microbienne de la métrite étant aujourd'hui universellement proclamée, et il suffit, pour s'en convaincre, de lire l'intéressant travail de M. Péraire sur les endométrites infectieuses (3).

(1) Bulletin de la Société de chirurgie, 1893, page 122.
(2) *Pozzi*. Traité de gynécologie, 1892, page 167.
(3) *Péraire*. Des endométrites infectieuses, thèse de Paris, 1889.

Nous rappellerons seulement que cette infection microbienne peut être mixte, conjuguée ou combinée, qu'elle peut être due à des germes venus du dehors (hétéro-infection) ou du dedans (auto-infection), et qu'enfin la menstruation, la copulation (blennorrhagie), la parturition et le traumatisme, sont les causes médiates les plus fréquentes de cette infection.

Indépendamment de ces notions générales sur la pathogénie des métrites il existe des considérations étiologiques très importantes qui légitiment, à tous les points de vue, la nécessité d'une division fondamentale dans la pathologie de la métrite du col. En effet, nous savons aujourd'hui qu'une distinction essentielle doit être établie entre la métrite des femmes nullipares et celle des femmes qui ont eu un ou plusieurs enfants. La légitimité de cette distinction est basée sur des notions morphologiques et anatomiques du col telles, qu'elles constituent des différences capitales dans cette portion de l'utérus entre ces deux catégories de femmes. Aussi, avons-nous cru utile de maintenir ces différences en divisant notre sujet en deux parties. Dans l'une, nous envisagerons le traitement de la métrite du col chez les multipares; dans l'autre nous étudierons le traitement de cette affection chez les femmes qui ont eu des enfants.

CHAPITRE III

Traitement de la métrite du col chez les nullipares.

Les conditions anatomiques qui régissent la métrite des nullipares, ou mieux des utérus vierges, sont l'indépendance relative des deux cavités utérines, la structure particulière du col, la déformation du canal cervico-utérin par antéflexion fréquente plus ou moins prononcée accompagnée souvent d'élongation de la portion sus-vaginale du col, l'étroitesse congénitale (sténose ou atrésie) des orifices du col qui, en tout cas, présente toujours une certaine rigidité.

C'est dans de pareilles conditions que se produit cet état pathologique que M. Bouilly appelle « endométrite cervicale glandulaire », caractérisé principalement par la rétention des sécrétions et la dilatation de la cavité cervicale en forme de barillet, de telle sorte que la sonde utérine exploratrice ou la simple pression exercée sur le col par les valves du speculum provoquent la sortie d'un abondant écoulement retenu dans la cavité distendue. D'après M. Pozzi, cette endométrite cervicale glandulaire serait un véritable état infantile de l'utérus dans lequel le col prédomine sur le corps et qui peut rendre compte de la stérilité dont les femmes se plaignent. Cependant cette stérilité reconnaît pour cause non pas tant la sténose que la métrite cervicale des vierges, état que M. Pozzi appelle « engouement muqueux ». Mais la sténose étant la lésion initiale, c'est à elle que l'on doit s'adresser tout d'abord par la dilatation. On concoit fort bien, en effet, que toute intervention intra ou extra-cervicale est d'avance vouée à l'insuccès si elle n'est pas précédée par la dilatation. Il faut donc commencer par dilater l'utérus, puis modifier la surface sécrétante.

Dans la métrite cervicale des nullipares deux cas peuvent se présenter. Ou bien l'orifice externe du col, quoique rétréci, est encore perméable ; ou bien il y a atrésie congénitale.

Voyons quelle doit être la conduite à tenir dans chacun de ces cas.

A. *Premier cas. — L'orifice externe est perméable mais rétréci.*

On remédiera au rétrécissement de cet orifice par la dilatation lente et progressive à l'aide de la laminaire qui doit être ici le procédé de choix.

Souvent l'orifice externe est trop étroit pour le passage des tiges de laminaire les plus fines. On peut alors pour faciliter leur introduction, pratiquer au bistouri deux débridements latéraux au niveau des commissures. Ces débridements se cicatrisent toujours quand on les fait antiseptiquement.

Dès que l'on jugera suffisante la dilatation du canal cervico-utérin à l'aide de tiges de laminaire de plus en plus volumineuses, on passera à la seconde partie du traitement, c'est-à-dire à l'emploi des topiques. Les badigeonnages intra-utérins à la teinture d'iode ou à la glycérine créosotée peuvent donner d'excellents résultats, mais leur action est passagère et il vaut mieux employer un topique antiseptique à demeure. Les crayons iodoformés ont ici le double avantage d'être antiseptiques et de maintenir béant pendant un certain temps le canal cervical. Pour ces raisons, nous leur donnons la préférence.

Inutile de dire que les crayons caustiques à demeure sont absolument contre-indiqués, car la tendance à l'atrésie est déjà assez marquée ici, pour qu'une maladresse viennent la favoriser et l'accentuer. La guérison est possible par la simple dilatation, qui assure le drainage des sécrétions, et par l'emploi des badigeonnages antiseptiques intra-cervicaux, ou mieux par les crayons iodoformés à demeure qui modifient la surface sécrétante. Mais ces petits moyens échouent souvent, surtout quand la maladie a déjà une certaine durée. Alors, pour guérir la métrite, on a recours aux procédés sanglants. Le curettage est en général insuffisant car les lésions profondes de la muqueuse échappent à la curette.

Le hersage avec la herse de Doléris ne fait pas beaucoup mieux que le curettage, les dents de la herse sont trop courtes pour dilacérer suffisamment les culs-de-sac glandulaires.

Pichevin a imaginé deux instruments que nous reproduisons ici et auxquels il dit devoir d'assez bons résultats. L'une des figures représente une herse spéciale à dents très acérées, capables d'entamer toute l'épaisseur de la muqueuse et une partie de la couche musculaire sous-jacente. L'autre figure représente une curette

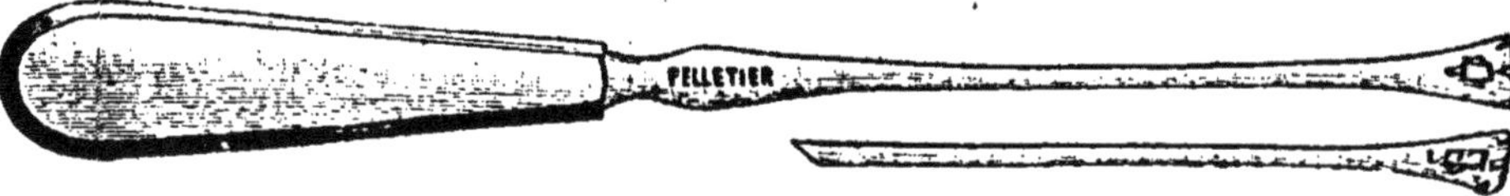

d'un nouveau modèle que Pichevin appelle la *curette-varlope*, dénomination pittoresque, étant donné l'effet

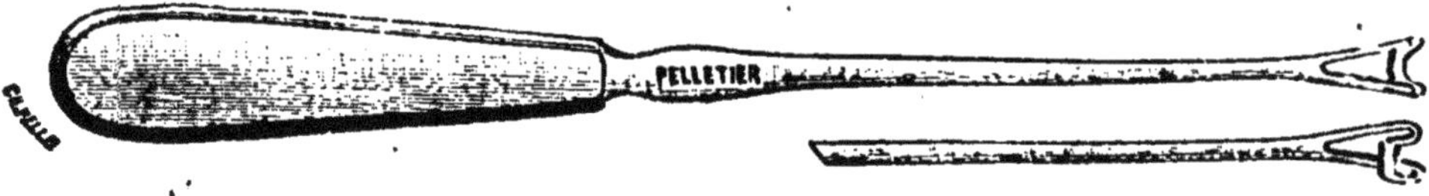

de cette curette. Cet instrument a pour but, grâce à l'inclinaison bien calculée de la lame tranchante, de raboter, comme la varlope du menuisier, la cavité utérine, et de ramener au dehors de cette cavité les copeaux de muqueuse que la herse aura préalablement profondément entamée.

A l'aide de pareils instruments, la destruction des parties malades, et en particulier la dilacération des culs-de-sac glandulaires est à peu près complète. Elle est assurément, en tout cas, plus complète qu'avec la herse de M. Doléris et les curettes de modèles plus anciens.

Après le hersage et le curettage pratiqués avec les instruments ci-dessus représentés, on bourre la cavité utérine de gaze iodoformée.

Opération de M. Bouilly. — M. Bouilly, frappé de la chronicité de l'endométrite cervicale glandulaire et de la résistance que cette affection oppose aux divers modes de traitement employés contre les autres formes d'endométrite, imagina un procédé nouveau, qui répond à la double indication d'agrandir l'orifice utérin et de supprimer la muqueuse cervicale infectée. Dans la séance du 15 février dernier, à la Société de Chirurgie, il décrivit ce procédé que nous allons résumer d'après l'auteur lui-même :

L'utérus, après avoir été dilaté dans sa totalité pendant 48 heures, avec des tiges de laminaire, est abaissé à l'aide de la pince tire-balles, et est curetté comme à l'ordinaire. Le col lui-même est gratté à la curette, surtout latéralement. Deux pinces tire-balles sont placées, l'une sur la lèvre antérienre, l'autre sur la lèvre postérieure, de manière à tendre et à attirer les parties; l'orifice cervical dilaté par la laminaire permet de voir largement la muqueuse. Alors, avec le bistouri porté profondément au voisinage de l'orifice interne, au niveau de la jonction de la paroi inférieure et de la paroi latérale, on détache, à la face interne du col, un petit lambeau rectangulaire, étendu d'une commissure à l'autre, et limité en bas par l'orifice externe, en haut par l'orifice interne.

Même manœuvre pour la lèvre supérieure.

Il en résulte l'ablation de deux demi-gouttières se regardant par leur concavité, et l'orifice utérin se trouve agrandi. Le col se présente alors largement cruenté dans ses trois quarts inférieurs et supérieurs, seules les parties latérales, au niveau des commissures, sont respectées, de sorte que la muqueuse à ce niveau conservant ses caractères, mais modifiée par le curettage fait au préalable, conserve ses propriétés et ne permet pas la réunion angulaire des parties avivées. Cette bande de tissus muqueux de chaque côté, prévient la réunion et le rétrécissement.

L'épaisseur des lambeaux excisés varie avec l'épaisseur même du col, elle ne doit jamais être moindre de 2 à 3 millimètres environ. Souvent après l'ablation des lambeaux, M. Bouilly passe, sur les parties avivées, la curette tranchante, de façon à dilacérer et à ouvrir les culs-de-sacs glandulaires qui auraient pu échapper au bistouri. Le pansement consiste dans l'attouchement de toute la cavité utérine avec un tampon de coton hydrophile imbibé de glycérine créosotée au tiers, et dans l'application à demeure, dans la cavité cervicale, d'une mèche de gaze iodoformée imbibée du même mélange. Cette mèche agit comme hémostatique et maintient béante la cavité du col. Enfin, tout le vagin est bourré de gaze iodoformée.

Ce premier pansement est laissé en place 48 heures, et est remplacé par un pansement semblable qui n'est plus renouvelé qu'au bout de 3 ou 4 jours. A ce second pansement on peut introduire dans le col une petite languette de gaze iodoformée soit sèche, soit imbibée de glycérine créosotée, à seule fin de maintenir les parties avivées écartées, et de prolonger l'action antiseptique. Enfin, le pansement vaginal seul est renouvelé tous les 4 jours, jusqu'au douzième ou quinzième jour. A ce moment le col s'est reformé, il ne présente plus trace de l'opération, et la cavité utérine admet largement l'hystéromètre.

Comme accident immédiat, on peut observer quelquefois une hémorrhagie au moment de l'avivement, mais le tamponnement intra-cervical suffit généralement à l'arrêter.

Jusqu'à l'époque où il a fait sa communication à la Société de Chirurgie, l'auteur n'a eu qu'à se féliciter des résultats de son procédé. Sur 40 cas, il n'a compté que 2 insuccès qui ont nécessité une seconde fois l'opération. Dans ces deux cas, il s'agissait d'infection gonorrhéique. Deux fois, les femmes jusqu'alors stériles, ont été fécondées, et la conception s'est produite 2 mois après l'opération.

La description qui vient d'être faite nous permet de comprendre que l'excision de la muqueuse cervicale, par le procédé de M. Bouilly, se propose le même but que le Schrœder, dont elle diffère en évitant le débridement commissural et la suture. Est-ce un réel avantage? Est-il aussi facile que cela paraît de manœuvrer le bistouri à travers un orifice qui, bien que dilaté, est encore relativement étroit, faute de débridement?

De plus, ne semble-t-il pas difficile de conserver toujours les deux petites bandes de muqueuse sur les parties latérales afin d'éviter l'atrésie consécutive par cicatrisation concentrique ? Est-il aisé de pouvoir limiter supérieurement l'action du bistouri tant en hauteur qu'en profondeur et l'instrument ne va-t-il pas un peu à l'aveuglette ? Enfin l'auteur ne se fie-t-il pas trop à la cicatrisation sur place et, pour peu que l'opération ne soit pas parfaite, ne risque-t-il pas de produire un rétrécissement consécutif ? Telles étaient nos craintes. Mais Pichevin, ébranlé par la communication de M. Bouilly a passé outre aux objections et a pratiqué plusieurs fois cette opération. Il nous a certifié que nos appréhensions n'étaient pas fondées. La manœuvre opératoire est facile et les résultats sont favorables. Les portions de muqueuse enlevées au bistouri sont toujours semblables quant à leur forme. L'instrument peut être dirigé facilement et tailler de longs lambeaux.

Le seul accident est l'hémorrhagie. Elle nécessite le tamponnement de toute la cavité utérine pendant 48 heures au moins. Après ce laps de temps il faut de nouveau bourrer l'utérus, car l'hémorrhagie est encore à redouter. Dans un cas, Pichevin, se fiant à l'absence d'écoulement de sang pendant l'opération, enleva en partie la gaze qui tamponnait la cavité cervicale. Il en résulta, 48 heures après l'intervention, une hémorragie extrêmement grave. Il faut donc faire un tamponnement serré de la cavité cervicale et laisser le tampon pendant plusieurs jours en place.

B. *Deuxième cas. — Le col est atteint d'atrésie congénitale.*

Dans ce cas l'atrésie entretient la métrite et est entretenue par elle ; c'est un cercle vicieux et, pour en sortir, la nécessité qui s'impose est de combattre la sténose avant tout. Dans ce but ont été inventés tous les procédés de stomatoplastie et ils sont nombreux.

Sims, pour remédier à la sténose de l'orifice externe et au rétrécissement congénital du canal cervical, cause de stérilité, inventa un procédé qui consiste à faire, à l'aide de ciseaux, la section bilatérale du museau de tanche et à compléter cette section par en haut, jusqu'à l'orifice interne, avec un bistouri spécial. Mais l'auteur remarqua bientôt que son opération favorite était loin de donner tous les résultats espérés, car les deux lèvres des incisions présentaient une réelle tendance à la réunion et la cavité cervicale largement ouverte se refermait ultérieurement, au point que l'orifice externe redevenait aussi étroit après qu'avant l'opération. L'amélioration n'était donc pas permanente. Courty, pour empêcher la réunion des deux lèvres de chaque incision latérale, faisait une suture continue sur chaque lèvre de la plaie.

Simpson pratiquait la division bilatérale du col au moyen de son métrotome qui n'a plus aujourd'hui qu'un intérêt historique.

L'incision cruciale de l'orifice externe fut également pratiquée dans le but de permettre la dilatation de cet orifice et l'écoulement facile des sécrétions.

Fritsch, de Breslau, faisait l'incision cruciale et enlevait aux ciseaux les quatre lambeaux circonscrits par les incisions. Il obtenait ainsi une petite plaie en entonnoir qu'il bourrait de gaze iodoformée.

Kehrer modifia l'opération de la discission bilatérale de l'orifice externe en divisant chacune des lèvres du col en 3 ou 4 fragments. C'était une sorte de discission rayonnante qui ouvrait largement l'orifice externe et lui donnait une forme étoilée.

Un procédé de stomatoplastie beaucoup plus récent que les autres, puisqu'il date de cette année, est celui que notre éminent maître, M. Pozzi, imagina.

Nous empruntons la description de ce procédé à Pichevin (1).

C'est pour remédier aux inconvénients du procédé de Sims que le chirurgien de Pascal-Lourcine inventa l'opération suivante qui porte le nom d'*évidement commissural du col.*

D'abord il fait remonter très haut chacune des incisions bilatérales, et il obtient ainsi deux longues valves cervicales, l'une supérieure, l'autre inférieure. Par l'écartement de ces deux valves presque toute la cavité cervicale se montre à découvert et la muqueuse appa-

(1) *Pichevin.* Traitement de la sténose cervicale par la discission bilatérale. Bulletin médical, n° du 22 février 1893.

rait divisée en deux moitiés correspondant aux deux valves.

De chaque côté de cette muqueuse, en haut comme en bas, se trouve une surface avivée. Sur chacune de ces surfaces étroites mais longues, M. Pozzi enlève un long lambeau en forme de coin, parallèle à la muqueuse intra-cervicale, à l'aide de deux incisions longitudinales partant de l'angle de réunion des deux valves et aboutissant à l'orifice externe sectionné. L'une de ces incisions, l'interne, côtoie la muqueuse cervicale; l'autre, l'externe, longe la muqueuse vaginale du col et toutes deux vont dans la profondeur à la rencontre l'une de l'autre, de façon à délimiter un lambeau prismatique et triangulaire qu'on enlève. Une des faces de ce lambeau regarde vers l'extérieur, tandis que l'arête correspondant à cette face, qui mesure en largeur toute la largeur de la surface cruentée, se trouve dans la profondeur du parenchyme cervical. Quand le lambeau est enlevé, la surface de section latérale se présente sous forme d'une gouttière aplatie latéralement. Il suffit maintenant d'affronter les deux bords de cette gouttière et de les suturer transversalement dans toute leur longueur, c'est-à-dire depuis l'angle de réunion des deux valves jusqu'à l'orifice externe sectionné. La suture se fait à l'aide de fils d'argent fixés par des tubes de plomb. Ainsi se trouvent suturée la muqueuse interne ou intra-cervicale à la muqueuse externe ou vaginale du col.

On répète les mêmes manœuvres sur l'autre surface

cruentée de la valve antérieure et sur les deux autres surfaces semblables de la valve postérieure.

L'affrontement est parfait, et les surfaces avivées des parties latérales du col sectionné n'existent plus, de sorte que la tranche droite de la valve supérieure ne peut plus se réunir à la tranche du même côté de la valve inférieure, de même celles de gauche ne peuvent se réunir.

Le col alors reste divisé à une grande hauteur. L'opération étant faite suivant les règles habituelles de l'antisepsie, on obtient une réunion primitive des quatre surfaces séparément et on évite tout tissu inodulaire. Il en résulte que le col, après l'opération, ne se trouve donc pas, comme le pensait M. Segond, dans une situation analogue à celle d'un col lacéré par l'accouchement et nécessitant l'opération d'Emmet. Le but que se propose l'évidement commissural du col est d'éviter toute chance de cicatrisation du côté des commissures en suturant avec la muqueuse la section commissurale, ce qui prolonge en réalité la commissure de chaque côté de bas en haut.

Immédiatement après l'opération l'orifice du museau de tanche a la forme d'une ligne courbe elliptique, et les lèvres ont l'aspect d'un bec de canard. Mais, par suite de la rétraction qui se produit après quelques semaines, cet aspect se transforme et l'orifice externe ne représente plus qu'une ligne horizontale ourlée des lèvres rectilignes. Le col ressemble alors à celui d'une femme ayant accouché sans déchirure.

Les indications de l'opération de M. Pozzi nous semblent assez restreintes. Ainsi lorsque la sténose siège à l'orifice externe cette opération peut donner de bons résultats, et c'est dans ce but qu'elle a été proposée. Mais si l'obstacle se trouve situé à l'orifice interne et s'il y a complication de métrite, l'évidement commissural nous paraît insuffisant. On comprend, en effet, que l'opération reste inefficace en tant que moyen de traitement de la métrite du col, puisque la muqueuse intra-cervicale malade se trouve respectée. De plus, comme très souvent l'antéflexion avec élongation du col est compagne de l'atrésie, l'incision bilatérale, même avec évidement commissural, reste sans effet. Mieux vaut dans ces cas pratiquer l'amputation du col par le procédé de Sims, de Hégard ou de Mackwald qui, du même coup suprime l'orifice externe frappé de sténose et enlève une partie plus ou moins grande du col atteint d'élongation.

Le procédé d'amputation que Sims proposa dans les cas d'élongation hypertrophique de la portion intra-vaginale du col consiste à amputer celui-ci circulairement, après quoi, des sutures au nombre de 4, deux de chaque côté de la lumière du canal cervical, réunissent les bords antérieur et postérieur de la surface de section. Mais, en opérant ainsi, il arrive souvent que l'orifice externe se trouve rétréci et que derrière les sutures il se forme un épanchement sanguin qui reste emprisonné, comme dans un cul-de-sac, avec les produits de sécrétion de la plaie. Pour ces raisons on a préféré au procédé de Sims celui de Hégar qui consiste à amputer le col à la façon de Sims, mais à disposer les sutures circulairement autour de l'orifice externe qui échappe ainsi à l'atrésie. La surface de section se trouve de cette manière recouverte par la muqueuse vaginale et la muqueuse intra-cervicale réunies par des points de suture isolés.

Quand les parois du col sont dures et rigides, la surface de section ne se déprime pas assez pour permettre l'exact affrontement des bords circulaires des deux muqueuses, en outre les tissus font hernie entre les sutures qui sectionnent alors la muqueuse. Pour remédier à cet inconvénient on aura recours au procédé de Mackwald plus rationnel et assurant mieux l'adaptation et la réunion. Ce procédé consiste à faire d'abord aux ciseaux la section bilatérale du col aussi haut que possible et à tailler au bistouri sur chacune des lèvres un lambeau cunéiforme ayant sa crête dans la profondeur. C'est à peu près le procédé de Simon dans lequel on sectionne les commissures et on taille sur chaque lèvre une tranche conoïde remontant jusqu'au milieu environ de chacune de ces lèvres. On réunit ensuite les surfaces de section, en avant pour la lèvre antérieure, en arrière pour la postérieure, et sur les côtés pour les commissures.

Tels sont les procédés de stomatoplastie. Tous ont pour but de combattre la sténose de l'orifice externe et de modifier la forme du col de façon à rendre celui-ci apte à la fécondation. A ce point de vue les résultats obtenus peuvent être très satisfaisants. Il n'en est plus de même lorsque le col est atteint de métrite, puisque nous savons que ces procédés respectent plus ou moins la muqueuse intra-cervicale malade, qu'il faudra toujours soit modifier à l'aide de topiques, soit enlever en totalité par la curette et la herse. ou par le bistouri.

CHAPITRE IV

Traitement de la métrite du col chez les multipares.

La métrite des multipares peut être récente ou chronique. Les procédés thérapeutiques ne sont pas les mêmes dans ces deux cas.

A. *Métrite récente.* — La première indication à remplir est de combattre l'infection causale (blennorrhagie, vaginite, etc.) susceptible d'entretenir la maladie utérine. Puis, tout en poursuivant l'action thérapeutique dirigée contre cette infection initiale, on entreprendra la cure de la métrite.

Quel que soit le moyen dont on fasse usage, jamais on ne devra négliger les règles les plus strictes de l'antisepsie, sous peine de provoquer soit une aggravation funeste dans l'état pathologique déjà existant, soit une lésion nouvelle qui comporterait alors un pronostic autrement grave, et nécessiterait une intervention ultérieure autrement sérieuse. C'est probablement pour n'avoir pas obéi à cette règle générale et absolue que quelques praticiens ont eu à déplorer les accidents les plus redoutables qui ont pu éclater à la suite de la plus faible provocation.

Mais supposons que toutes les précautions aient été prises, quel traitement devra-t-on opposer à la métrite récente du col ?

Le repos couché, les cataplasmes laudanisés sur l'hypogastre, les bains tièdes prolongés avec lavage dans l'eau à l'aide du spéculum grillagé, les injections vaginales chaudes à l'eau salée ou glycérinée ou mieux avec la solution de sublimé 1/5000, les purgatifs légers salins ou huileux ; telles sont les premières indications que l'on doit remplir.

A propos des bains, nous dirons que les bains de siège chauds activent la circulation des organes pelviens et favorisent la résorption des exsudats, mais les bains de siège à la température de 28° semblent avoir sur les bains chauds l'avantage de mieux régler la circulation pelvienne et de provoquer une action calmante sur les symptômes de la métrite.

Enfin les enveloppements humides de Priessnitz ont, à un haut degré, le pouvoir d'activer la résorption, et sont doués en outre de propriétés calmantes et lénitives très marquées. Voici comment on les pratique : on trempe dans l'eau fraiche une serviette pliée en deux et on la tord de façon à chasser l'eau en excès, puis on l'applique directement sur la peau nue de la région hypogastrique. Par dessus cette serviette humide, on place une couverture de caoutchouc ou de flanelle, de telle sorte que cette compresse humide s'échauffe à la température du corps et reste longtemps humide.

Les irrigations du col à l'eau tiède, à 28 ou 30 degrés, à faible jet, ont une action calmante susceptible de bons effets dans la métiite récente.

Si, malgré ces premiers soins, l'amélioration n'est pas sensible, si l'utérus est gros et douloureux, si les douleurs abdominales sont vives avec sensation de cuisson hypogastrique, si les sécrétions persistent abondantes, on pourra faire usage avec avantage des émissions sanguines locales, soit par les sangsues, soit par les scarifications.

Dès 1640, Lusitanus préconisait les sangsues sur le col utérin et dit en avoir obtenu de très bons résultats.

En 1840, Guilbert, en France, et Kiwish, en Allemagne indiquent le même moyen comme leur ayant donné de nombreux succès.

Mayer en 1852 rapporte trois observations de leucorrhée symptomatique pour lesquelles les scarifications du col ont amené une prompte guérison. D'après Courty « un des moyens qui produisent le soulagement le plus marqué et le plns rapide dans le traitement des maladies de l'utérus, c'est l'application de sangsues sur le col..... Depuis plusieurs années que je l'emploie je n'ai jamais obtenu que de bons résultats » (1).

L'application des sangsues sur le col utérin exige un

(1) *Courty*. Traité des maladies de l'utérus.

spéculum plein, de gros calibre, et une surveillance continuelle, car ces animaux peuvent piquer la paroi vaginale et même s'égarer dans la cavité utérine, si on néglige d'obturer l'orifice du col à l'aide d'un tampon.

Il faut se garder, dit Courty, d'appliquer les sangsues dans la semaine qui précède la menstruation ; il en est tout autrement dans la semaine qui suit les règles, car les conditions sont tout autres.

En général, la piqûre des sangsues est indolore. Au moment de la succion, quand le sang afflue vers le col et commence à couler, la malade éprouve une sensation de tiraillement, de traction de l'hypogastre, de la région iliaque ou lombaire vers le vagin.

Aussitôt après l'application des sangsues le col pâlit et diminue de volume et une sensation de bien-être se produit.

D'après Courty, la seule contre-indication des sangsues est un état fluxionnaire de l'utérus commençant ou augmentant. Quand, au contraire, la fluxion est établie et que la congestion existe, l'indication devient formelle.

A l'application des sangsues sur le col, on a reproché des douleurs telles quelquefois, qu'elles peuvent produire des lypothymies et des syncopes. Dans ces cas, il s'agit le plus souvent de la pénétration de ces animaux dans la cavité utérine. Nous avons vu comment il fallait prévenir cet accident.

D'autres fois l'hémorrhagie est abondante et même inquiétante. On pourra y remédier par des injections vaginales chaudes et le tamponnement. Au contraire il peut arriver que l'hémorrhagie soit insuffisante. Alors une nouvelle application de sangsues le jour même ou le lendemain est nécessaire.

C'est pour toutes ces raisons, et surtout pour mieux régler la saignée du col, que beaucoup préfèrent aux sangsues les scarifications. Celles-ci se pratiquent, en général, avec le scarificateur de Mayer, mais un bistouri peut suffire.

De Sinety et Schrœder, préconisant les émissions sanguines peu abondantes, mais souvent répétées, emploient volontiers les scarifications.

Celles-ci sont superficielles ou profondes, mais les premières sont préférables, bien que Spiegelberg vante les ponctions profondes.

L'abondance de l'ecoulement sanguin dépend du nombre des ponctions. Les pertes secondaires sont rarement excessives.

Schrœder a coutume d'extraire peu de sang à la fois, une demi-cuillère à soupe au plus, mais il répète tous les trois ou quatre jours ces émissions qui, ainsi répétées, ont plus d'action qu'une saignée copieuse faite en une fois. Contrairement à l'opinion de Courty, Schrœder pratique ces émissions sanguines avant l'éruption des règles quand la maladie présente des recrudescences aux époques menstruelles. Après les scarifications on laisse saigner les piqûres quelques instants et l'on doit s'abstenir des injections froides qui pourraient produire après la phase de constriction vasculaire une vaso-dilatation congestive.

L'effet des scarifications, comme celui des sangsues,

est la déplétion sanguine et l'excitation de l'utérus qui se contracte et chasse le sang qu'il contient.

D'après M. Terrillon, les scarifications sont peu ou pas douloureuses. Elles produisent un soulagement notable et quelquefois rapide, caractérisé par une diminution très sensible des douleurs et de la sensation de pesanteur.

Il n'y a à craindre ni accident, ni complication, sauf, parfois, des métrorrhagies, peu graves d'ailleurs.

Les scarifications sont indiquées seulement à la première période de la maladie ou période congestive ; elles sont impuissantes à la seconde période.

Les moyens thérapeutiques étudiés jusqu'ici n'ont pour but que l'amélioration des symptômes, mais leur efficacité est, pour le moins, douteuse contre l'infection du col. Il faut faire plus, il faut s'efforcer de modifier la muqueuse cervicale et détruire les germes de l'infection. D'où l'emploi des topiques.

Ceux-ci se présentent sous quatre formes; en effet, les uns sont solides, les autres mous, d'autres pulvérulents, d'autres enfin sont liquides.

Les topiques solides sont les tampons médicamenteux, les sachets contenant des poudres inertes ou émollients, ou bien toniques ou astringentes. On ne les emploie guère aujourd'hui.

Les topiques mous sont les pommades telles que les onguents napolitains ordinaires ou à la glycérine additionnée de 1/10 d'extrait de belladone pour calmer les douleurs. Leur indication est très restreinte, et ils peuvent déterminer des accidents d'empoisonnement. La pommade au calomel ou au précipité rouge était employée autrefois. L'ichthyol parait avoir une influence plus favorable. Cheyron lui préfère le sulfoicthyolate d'ammonium comme étant un composé plus stable. Il badigeonne une fois tous les 4 ou 5 jours le canal cervical à l'aide d'un tampon de ouate hydrophyle, monté sur la sonde de Playfair et enduite du mélange suivant :

Sulfoichthyolate d'ammonium, 10 grammes.

Glycérine neutre à 30° Baumé, 40 grammes.

Le même auteur préconise aussi le thiol mélangé en parties égales à la glycérine neutre (1).

Les topiques pulvérulents les plus employés sont l'iodoforme, l'alun et le tannin. Le mélange de ce dernier avec l'iodoforme a l'avantage de combiner l'action astringente à l'action antiseptique.

Longue et fastidieuse est la liste des topiques liquides employés contre la métrite ! Ceux-ci, comme tous les topiques, d'ailleurs, se sont partagé la faveur des praticiens. Beaucoup sont tombés en désuétude. Quelques-uns, les plus efficaces, sont encore d'un usage journalier; ce sont la teinture d'iode, la glycérine, ou mieux la glycérine créosotée, le perchlorure de fer, la solution de nitrate d'argent au trentième ou celle de chlorure de zinc, peuvent modifier plus ou moins la muqueuse cervicale quand on les porte, à

(1) *Cheyron*. Revue médico-chirurgicale des maladies des femmes, décembre 1891.

l'aide de petits tampons montés sur une tige, dans la cavité du col.

Mais, quel que soit le topique auquel on accorde ses préférences, il doit réaliser deux conditions essentielles : 1° il doit être antiseptique ; 2° il ne doit produire aucune irritation trop vive. Aussi recommandons-nous les solutions faibles et les liquides non caustiques. La glycérine créosotée, par exemple, réalise ces deux conditions.

Dans les cas où tous ces moyens échouent, on pourra être autorisé à gratter soigneusement la cavité utérine ; car, ainsi que le dit M. Richelot, au sujet du curage, les endométrites cervicales récentes peuvent ainsi s'améliorer et guérir (1). On comprend, en effet, que si les lésions sont superficielles et bornées à la muqueuse endo-cervicale, on pourra obtenir la guérison par un curettage soigné, surtout si on le pratique avec les instruments que nous avons représentés plus haut.

Que la métrite cervicale soit récente, ou qu'il s'agisse d'un épisode aigu survenant dans le cours d'une métrite chronique, les moyens thérapeutiques étudiés jusqu'ici trouveront toujours leur indication.

Si l'infection utérine a pu être traitée dès le début, c'est-à-dire si les agents microbiens ont pu subir l'action des topiques antiseptiques alors qu'ils étaient localisés à la muqueuse cervicale, et que, respectant le corps utérin, ils n'avaient pas encore envahi les culs-de-sac glandulaires, il y aura des chances pour que cette

(1) *Richelot*. Annales de gynéc. et d'obst. 1889.

infection soit enrayée. Mais nous devons avouer que ces faits sont rares, et que presque toujours la métrite aiguë devient chronique et se généralise à tout l'utérus.

D'autre part, s'il s'agit d'une poussée aiguë dans le cours d'une métrite chronique, toutes les chances de guérison par les moyens ci-dessus indiqués, disparaissent, et l'on ne doit espérer qu'une accalmie, dont on profitera pour traiter plus radicalement le col.

Etant donné que, dans la majorité des cas, la métrite aiguë devient chronique et que presque toujours on est appelé à soigner des lésions déjà anciennes, on se trouvera souvent amené à pratiquer une opération véritablement chirurgicale, seule capable de supprimer ces lésions,

Toutefois, avant de prendre une pareille décision, il est bon de tenter et même d'épuiser les moyens moins radicaux. Quelques-uns nous sont déjà connus, il y en a d'autres qu'on néglige trop souvent et qui peuvent cependant réussir, surtout quand la métrite est légère et que les glandes ne sont pas trop altérées. Dans ces cas la dilatation, les injections intra-utérines, les attouchements avec les liquides antiseptiques, enfin le tamponnement prolongé peuvent être réellement efficaces. La dilatation constitue ici la base du traitement. Elle a des avantages multiples, elle draine la cavité utérine, elle distend les parois de la matrice, elle facilite l'action des substances médicamenteuses, elle permet les lavages antiseptiques, en un mot elle assure mieux la désinfection de la cavité utérine. La dilatation lente avec les tiges de laminaire doit être préférée en général à la dilatation extemporanée. Dès qu'elle sera jugée suffisante on pratiquera des injections intra-utérines abondantes avec des solutions antiseptiques. La glycérine iodoformée est excellente dans ce cas. Puis ces injections seront suivies de l'écouvillonnage avec le même liquide et d'attouchements antiseptiques; enfin on introduira dans la cavité utérine un crayon iodoformé pour compléter l'action antiseptique, ou bien on pratiquera un tamponnement prolongé de l'utérus à l'aide de la gaze iodoformée.

Une pareille thérapeutique n'est pas sans effet. Elle peut suffire dans les cas où l'infection de la matrice est légère et quand les lésions sont peu profondes et récentes. Et si, grâce à elle on peut éviter à la femme une opération chirurgicale, on aura certainement fait œuvre utile.

B. *Métrite chronique.* — De tous les procédés opératoires inventés contre la métrite chronique du col, aucun, jusqu'à présent, ne réalise l'idéal, car l'opération idéale serait celle qui enlèverait les parties malades en totalité, tout en conservant au col, ou en lui permettant de recouvrer sa forme, sa structure et ses fonctions.

Pour comprendre et apprécier d'une façon impartiale les opérations qui tendent vers ce but, il est nécessaire de connaître les lésions du col dans la métrite chronique. Ce sont ces lésions que nous allons maintenant rappeler brièvement. Mais, comme notre sujet est limité à la métrite du col, nous laisserons de côté les altérations dont le corps utérin est le siège.

C'est d'abord dans la muqueuse, et plus spécialement dans les glandes que les agents infectieux s'installent. Ils n'y restent pas cantonnés, car, s'il faut en croire M. Péreire (thèse de Paris, 1889), on trouverait des bacteries et des cocci jusque dans la tunique musculaire. Quoi qu'il en soit, les altérations de la muqueuse se propagent au muscle, et une véritable métrite parenchymateuse en est la conséquence, pour peu que la maladie ait quelque durée. Alors la muqueuse cervicale épaissie, le tissu conjonctif sous-muqueux et interstitiel également épaissi par l'inflammation, produisent l'ectropion des lèvres du col.

Celui-ci déchiré plus ou moins profondément en un, ou plusieurs points, hypertrophié, congestionné, variqueux, présente des granulations ou folliculites simulant une sorte d'éruption, des érosions caractérisées par un aspect rouge et dépoli, sans saillie ni dépression des kystes glandulaires ou œufs de Naboth, des polypes muqueux ou utéro-folliculaires, enfin la hernie de la muqueuse intra-cervicale ou ectropion que l'on a pris pendant longtemps pour une ulcération et que Roser compara au retournement des paupières dans la conjonctivite.

En résumé, le col ainsi déformé présente des lésions disséminées dans tous ses tissus et qui lui donnent cet aspect caractéristique qui constitue, au point de vue clinique, les signes objectifs de la maladie.

Mais de toutes ces lésions la déchirure du col et

l'ectropion sont celles qui méritent le plus de nous arrêter.

La déchirure, ou lacération du col, se produit le plus souvent après l'accouchement, surtout le premier accouchement, ainsi que l'établissent les statistiques de Mundé.

Emmet eut le mérite d'attirer l'attention sur le rôle pathologique de cette lésion et de lui opposer le traitement opératoire qui porte aujourd'hui son nom. Mais, d'une façon à peu près unanime, on reproche à cet auteur d'avoir exagéré l'importance de cette déchirure en prétendant que « la moitié au moins des affections utérines chez les femmes ayant eu des enfants, proviennent de lacération du col. »

La statistique de Mundé portant sur 612 femmes déchirées est loin de confirmer cette opinion, puisque sur ce nombre, nous trouvons seulement 280 lacérations assez importantes pour jouer un rôle pathologique.

Les déchirures sont très variables par leur nombre et leur profondeur. On les distingue en unilatérales, bilatérales, antérieures, postérieures et étoilées. Quant elle est unilatérale la déchirure siège en général à gauche, et peut être si profonde qu'elle intéresse presque toute la longueur du col.

Les déchirures étoilées, au contraire, sont nombreuses, mais superficielles.

Quand la déchirure a été infectée après l'accouchement il se produit une ulcération ; et, plus la lacération est profonde, plus l'ectropion des lèvres du col est considérable. C'est alors que les lésions sont telles, que l'on se croirait en présence d'une ulcération maligne.

Le travail de cicatrisation qui s'opère dans le col déchiré peut, dans certains cas, par rétraction du tissu inodulaire, comprimer les glandes qui subissent alors la dégénérescence kystique et comprimer les terminaisons nerveuses (cicatricial plug.), d'où les phénomènes réflexes sur lesquels a tant insisté Emmet.

Enfin la déchirure peut déterminer l'arrêt de l'involution post-puerpérale de l'utérus, et consécutivement la congestion passive et le catarrhe.

L'histoire de l'ectropion n'est pas moins intéressante que celle de la déchirure. La voici résumée en quelques mots :

Autrefois on appelait ulcération, ou col ulcéré, une dépression apparente généralement circonscrite par un bord circulaire, portant sur toute la circonférence de l'orifice externe ou sur une partie de son pourtour. La surface de cette dépression lisse, rouge, veloutée et même villeuse ressemble à une perte de substance avec destruction de tissu. Lisfranc faisait de cette lésion le syndrome capital de ce qu'il appelait l' « engorgement de l'utérus ». Gosselin, réagissant contre cette opinion, osa dire le premier que cette ulcération n'était qu'un symptôme du catarrhe utérin. C'était déjà un progrès. Enfin Smith et Roser ne virent dans cette lésion qu'une hernie, un ectropion de la muqueuse intra-cervicale, opinion qui fut confirmée par Ruge et Veit à l'étranger et par de Sinéty en France.

Ces auteurs, en effet, ont montré que la surface soit disant ulcérée était recouverte, non d'un épithélium pavimenteux, mais d'un épithélium cylindrique. Nous voilà donc fixés sur la nature de cette ulcération imaginaire.

Toutefois, il peut exister, dans certains cas. une véritable ulcération, et Fischel a démontré qu'alors l'épithélium est desquamé et la muqueuse par places recouverte de granulations inflammatoires à point de départ papillaire.

Les lésions de la métrite cervicale nous étant maintenant connues, voyons quelle thérapeutique on leur a opposé.

Un des principaux moyens de traitement a été les cautérisations. On les a employées sous toutes les formes. Les uns ont eu recours à la cautérisation ignée, les autres à la cautérisation à l'aide des caustiques chimiques. Nous devons étudier ici les deux genres de procédés.

1° *Cautérisation ignée.* — Elle a été portée par quelques praticiens dans la cavité cervicale et par quelques autres à la surface seule du museau de tanche.

La cautérisation ignée intra-cervicale a été pratiquée la première fois par Jobert de Lamballe à l'aide du fer rouge pour combattre la métrite hémorrhagique. Cet exemple a été suivi par un trop grand nombre, et dans ces dernières années même à Lyon, la thermo-cautérisation intra-cervicale a trouvé un éminent défenseur dans M. Chandelux qui, d'apres la thèse de son élève M. Jassoud, prétend avoir eu 34 succès sur 34 opérées(1). Après avoir soumis l'utérus à la dilatation lente avec la laminaire, M. Chandelux explore du doigt la cavité utérine, afin d'apprécier le degré de dilatation, l'état de la muqueuse et la profondeur de la matrice. Puis il introduit dans la cavité utérine le cautère cylindro-conique de Paquelin chauffé au rouge cerise et il pratique les cautérisations en nombre suffisant. A chaque reprise le séjour du fer rouge dans la cavité ne doit pas dépasser 3 ou 4 secondes.

Il n'est pas nécessaire, d'après l'auteur, d'abaisser l'utérus à l'aide de pinces tire-balles. Ces cautérisations sont suivies d'une injection vaginale froide de sublimé au millième ou au deux millième, puis, le col ayant été saupoudré d'iodoforme et le vagin bourré de gaze iodoformée, la malade garde le repos absolu:

Le thermo-cautère agit par contact et par rayonnement ; par contact il désorganise les tissus; par rayonnement, il échauffe les tissus et les liquides, et cette action se fait sentir jusqu'aux culs-de-sac glandulaires les plus profonds, de sorte que les points de la muqueuse qui ont pu échapper au contact direct du feu subissent cependant l'action de la chaleur rayonnante ou celle de la conduction du calorique dans l'épaisseur des tissus. Ainsi se trouvent détruits les organismes.

L'eschare qui résulte de cette cautérisation est sèche dense, imputrescible et aseptique. Les vaisseaux sont oblitérés, et cette propriété hémostatique du thermo-

(1) *Jassoud*. Thèse de Lyon, 1889.

cautère explique la faveur dont celui-ci a joui dans le traitement de la métrite hémorrhagique.

Cinq ou huit jours après la cautérisation, l'eschare se détache et la plaie intra-utérine bourgeonne.

Les soins consécutifs consistent en repos général et local et en soins hygiéniques et antiseptiques. Les résultats immédiats sont l'arrêt de l'hémorrhagie, la suppression des douleurs, l'amélioration des troubles nerveux et sympathiques, l'amendement de l'état général.

Mais les règles sont supprimées pendant deux ou trois mois, et l'écoulement qui accompagne la chute des eschares persiste durant un mois environ.

Les complications qu'on peut observer, après l'opération, seraient réduites, d'après M. Jassoud, à qui nous empruntons les renseignements qui précèdent, à une rétention d'urine facile à combattre. Les inflammations péri-utérines, les rétrécissements de la cavité utérine, les atrésies du canal cervico-utérin, sont des éventualités que l'auteur de cette thèse dit n'avoir jamais eu l'occasion d'observer.

Tout autre, cependant, est l'avis de Siredey qui cite le cas d'une femme ayant subi pour une métrite la cautérisation intra-utérine au thermo-cautère, et chez laquelle il observa consécutivement une atrésie telle du col, que le passage d'un stylet de trousse était impossible. Cette malade présentait alors les accidents les plus graves de dysménorrhée (1).

Nous ne croyons pas que la cautérisation ignée

(1) *Siredey*. Archives de tocologie, 1883, tome X, page 182.

intra-utérine soit sans danger, et nous sommes convaincu que, sur ce procédé de traitement de la métrite cervicale chronique, tombent les mêmes reproches que nous retrouverons dans la suite quand nous étudierons les cautérisations intra-utérines à l'aide des caustiques chimiques.

Mais, auparavant, nous devons parler d'une autre méthode de thermo-cautérisation, l'ignipuncture, ou pointes de feu appliquées sur la surface du museau de tanche, méthode un peu moins dangereuse que la précédente, mais qui, cependant, n'échappe pas à la critique. L'ignipuncture du col utérin est connue depuis le commencement de ce siècle. En effet, Percy, en 1811, la pratiqua pour la première fois. Larrey l'employa aussi. Courty, en 1876, en vantait beaucoup les effets. Rollet (thèse de 1878), Caron (thèse de 1881), et, plus près de nous, M. de Cliou (1) en firent l'objet d'études spéciales.

L'ignipuncture, d'après ses partisans, paraît surtout indiquée à la deuxième période de la métrite chronique du col, c'est-à-dire à la période de transition, caractérisée principalement par la cessation de l'hyperhémie et le commencement de la sclérose. A cette période le col, encore volumineux, n'est pas uniformément mou, et présente au toucher des points dépressibles et des points plus durs, plus résistants. Au spéculum, la surface du museau de tanche offre, sur un

(1) *De Cliou*. Thèse de Montpellier, 1885.

fond rouge, des marbrures jaunâtres et de petites bosselures, indices de kystes glandulaires.

Dans ces cas, l'ignipuncture a souvent été appliquée, et des malades, d'après quelques-uns, en auraient éprouvé tous les avantages. On a pratiqué l'ignipuncture soit à l'aide de gros cautères que l'on éteint à la surface du col, soit, de préférence, à l'aide de la fine pointe du cautère Paquelin que l'on enfonce plus ou moins profondément dans le parenchyme du col.

L'introduction du spéculum en bois est nécessaire pour empêcher le rayonnement de la chaleur. Le col, après avoir été nettoyé, est ponctionné par la pointe du thermo-cautère rougie au blanc, que l'on plonge dans l'épaisseur du museau de tanche, parallèlement à l'axe du canal cervical et dans une profondeur de 1 à 2 centimètres environ. On peut ainsi cautériser le col sur un point quelconque de sa surface, en ayant soin d'éviter de ne toucher ni l'orifice externe, ni le canal cervical.

Le nombre des pointes de feu varie considérablement suivant les partisans de cette méthode. Les plus sages n'en font que 3 ou 4, les plus convaincus ont été jusqu'à 50 et même 80! Ces cautérisations sont suivies d'injections vaginales froides. Un intervalle de deux à trois semaines est nécessaire entre deux séances de cautérisation. Richet n'attendait même pas la cicatrisation, car il recommençait dès la chute des eschares.

S'il faut en croire les défenseurs de cette méthode, les avantages seraient nombreux. Disparition des douleurs, diminution de l'écoulement leucorrhéique, réduction de volume de l'utérus, régularisation des fonctions menstruelles, action révulsive, etc.; tels seraient les bons effets de l'ignipuncture.

Schwarz, de Halle, n'aurait jamais observé à la suite de ce traitement ni hémorrhagie, ni accident inflammatoire, ni coarctation de l'orifice externe (1).

Ces effets peuvent être tels qu'on le dit; mais la muqueuse intra-cervicale étant respectée, l'état pathologique de celle-ci persiste après comme avant l'intervention. Ce qu'il y a de changé dans le col c'est la formation consécutive de tissu de cicatrice, ce sont de véritables clous cicatriciels qui favorisent la dégénérescence kystique des glandes et déterminent la compression des filets nerveux capable de provoquer des troubles réflexes morbides : c'est, en un mot, une sclérose plus marquée du col, sclérose que l'ignipuncture se proposait précisément d'améliorer.

En résumé, la cautérisation ignée, bien que paraissant constituer un procédé des plus antiseptiques, ne doit pas cependant, à notre avis, entrer dans la thérapeutique de la métrite du col.

D'une part, en effet, nous avons vu que, si la cautérisation ignée intra-utérine avait l'avantage de détruire la muqueuse du canal cervical malade, elle pouvait par contre déterminer l'atrésie de ce canal; d'autre part nous savons que si l'ignipuncture évite cette atrésie en respectant cette muqueuse et l'orifice externe, elle a

(1) *Schwarz, de Halle.* Traduct. de Labusquière. Annales d'obst. et de gynécologie, 1885.

le double désavantage de laisser intacte une partie malade, et de produire invariablement un col plus sclérosé qu'avant l'intervention.

2° *Cautérisation à l'aide des caustiques chimiques.*

Les caustiques chimiques ont été employés de différentes manières contre la métrite

D'abord on a tenté de modifier la muqueuse utérine par des injections caustiques faites dans la cavité de la matrice.

Hippocrate et Gallien se servaient déjà des injections intra-utérines de vin, de vinaigre et d'esprit-de-vin pour remédier aux hémorrhagies.

Récamier préconisait le nitrate acide de mercure. Guillon injectait la décoction d'écorce de chêne. Dupierris usait de la solution iodée, Strhol de l'eau blanche, ou de la solution d'iodure de fer. Toutes ces substances étaient plus ou moins caustiques ; quelques-unes n'étaient qu'astringentes.

Quoi qu'il en soit, on s'aperçut que ces injections n'étaient pas sans danger. Scanzoni, ayant observé des accidents, les rejette ; Bretonneau a vu éclater des péritonites graves à la suite de simples injections d'infusion de feuilles de noyer; Becquerel cite cinq cas de péritonite après injection de la solution faible de nitrate d'argent; Naggerath relate trois observations de péritonite grave, dont une mortelle; Gallard craint la pénétration des liquides dans les trompes ; Barnes et

Martineau expriment les mêmes craintes; enfin Tenesson dit que ces injections peuvent déterminer la mort.

En présence de tous ces faits on renonce à cette pratique pour une autre qui consiste à toucher la cavité utérine à l'aide de tampons ou de pinceaux enduits de liquides caustiques. Ainsi faisaient Nonat, Courty, Miller et Playfair. Les uns se servaient de nitrate d'argent au trentième (Courty); d'autres usaient de la même solution à cent pour cent (Pajot); d'autres, enfin, employaient l'acide nitrique anhydre, le chlorure de zinc, le perchlorure de fer.

Dannecy, de Bordeaux, préconisait contre l'endométrite cervicale une préparation iodée qui remplaçait avantageusement, disait-il, la teinture d'iode. Voici sa formule :

Iodure de potassium	1	gramme.
Iodate de potasse.	1	—
Eau distillée	50	—

On badigeonne le canal cervical à l'aide de cette solution, puis on fait un second badigeonnage avec la solution suivante :

Acide citrique.	10	grammes.
Eau distillée	50	—

Au contact de cette seconde solution l'iode est mis en liberté et produit une action modératrice cathératique. Tous les deux ou trois jours on renouvelle le traitement (1).

(1) Archives de tocolog. 1883, tome X, page 556.

On a aussi employé des liquides caustiques de consistance sirupeuse ; mais des accidents sont encore observés. C'est ainsi que Barnes constate de violentes coliques après l'application de l'acide chromique, de l'acide azotique, de la teinture d'iode ou du perchlorure de fer.

Alors on se contente de ne faire agir les caustiques que sur la surface du museau de tanche. Les uns, imitant Aran, traitent les ulcérations du col par des badigeonnages de collodion simple, ou de collodion élastique, ou même de collodion cantharidé ; mais ils voient survenir de la cystite et de la vaginite. D'autres, à l'exemple de Schrœder, emploient volontiers l'acide pyroligneux versé en quantité suffisante dans un spéculum en glace étamée et laissé en contact avec le col, quelques minutes. Schrœder ajoutait à l'acide pyroligneux, 3 ou 4 p. o/o d'acide phénique. En répétant journellement cette opération, il voit l'ulcération du col guérir, même dans les cas les plus rebelles.

Mais si cette ulcération est susceptible de s'améliorer et de guérir par le simple contact de ce liquide, l'infection endo-cervicale, l'infection profonde du col et les lésions qui la caractérisent ne sont pas changées ; et l'on conçoit qu'alors l'idée soit venue à quelques-uns de pratiquer dans le parenchyme même du col des injections irritantes et caustiques. Ce procédé, auquel ont eu recours plusieurs gynécologues, a été l'objet d'une thèse intéressante que M. Auvard a inspirée à son élève Touvenaint (1). Nous ferons à ce travail de

(1) *Touvenaint*. Thèse de 1891.

nombreux emprunts. L'auteur de cette thèse rejette avec raison les cautérisations au nitrate d'argent comme mauvaises et la thermo-cautérisation comme dangereuse, à cause de la sclérose consécutive du col. Les cautérisations faites après scarification sont inefficaces, car le sang en coulant entraîne avec lui le liquide caustique ; « c'est le sang que l'on cautérise et non les tissus malades ». Pour que l'emploi des caustiques soit efficace, il faut, dit cet auteur, que ceux-ci pénètrent dans la muqueuse et les culs-de-sac glandulaires. Pour atteindre ce but il préconise la méthode des injections interstitielles faites dans le parenchyme du col à l'aide de la seringue de Pravaz. La solution que M. Touvenaint conseille, est la suivante :

Créosote pure de hêtre......	parties égales.
Alcool....................	
Glycérine..................	

Après l'introduction du spéculum et la toilette du col et du vagin on enfonce l'aiguille dans le parenchyme du museau de tanche à une profondeur variant de 2 à 5 millimètres, et on pousse doucement le piston de la seringue de manière à injecter goutte à goutte le liquide. En général, on ne doit traiter dans une seule séance qu'une seule des lèvres du col, et, dans cette séance, on fait deux ou trois piqûres en des points différents et on se contente d'injecter le 1/4 environ du contenu de la seringue. Après l'injection du liquide dans le parenchyme du col on fait, à l'aide du bistouri, des scarifications nombreuses dans le triple but d'évacuer les culs-de-sac glandulaires devenus kystiques.

de faire écouler le liquide injecté, et de produire une saignée locale qui décongestionne le col. Ces scarifications doivent être « un véritable labourage de la région malade » avec la herse de Doléris. Quand l'écoulement sanguin est jugé suffisant on pratique une injection vaginale antiseptique, puis on saupoudre le col avec un mélange de poudre de salol, d'iodoforme et de tannin, enfin on tamponne le vagin. La femme ainsi traitée doit rester 48 heures sans prendre d'injection vaginale ; au bout de ce temps, les tampons sont enlevés, le vagin est irrigué, le col saupoudré de nouveau avec le mélange des trois poudres et le conduit vaginal bourré à la gaze iodoformée. Grâce à ce traitement, les résultats seraient excellents.

Les phénomènes immédiats que l'on a l'occasion d'observer pendant les injections interstitielles témoignent de la pénétration rapide de la créosote dans le torrent circulatoire. Ce sont l'apparition soudaine dans la bouche d'un goût plus ou moins prononcé de goudron, une sensation de chaleur générale, de la température et de la toux. Ces phénomènes sont passagers et légers.

Les accidents locaux consécutifs à ce mode de traitement sont des eschares qui peuvent être superficielles ou profondes.

Les résultats définitifs sont l'amélioration rapide des troubles fonctionnels, la disparition de l'écoulement leucorrhéique et la guérison des lésions cervicales. A l'appui de sa thèse, M. Touvenaint cite douze observations de métrite du col traitées par les injections insterstitielles de créosote au tiers et suivies de guérison constante et durable.

Personnellement, nous n'avons aucune expérience sur la méthode que nous venons de décrire, ne l'ayant jamais vu employer par nos maîtres dans les hôpitaux ; nous savons, cependant, que cette pratique n'est pas nouvelle, puisque dès 1856 des essais de même genre ont été faits par Simpson, qui a été suivi dans cette voie par Thiersch, Hueter, Hégar et Kaltembach, Schrœder, Mundé et Schucking. La plupart ont dû abandonner cette méthode à cause des accidents qu'elle est capable de produire. Les liquides injectés ont varié avec les auteurs. Hueter se servait de l'acide phénique, Schucking de la teinture d'iode, Bennett d'une solution contenant 1 gramme d'iodure de potassium, 2 grammes de teinture d'iode, 1 gramme de bromure de potassium et 8 grammes de glycérine ou d'eau. Les résultats favorables obtenus par Schucking ne sont pas concluants car, de l'aveu même de cet auteur, il touchait concurremment la surface du col avec de l'acide acétique pur (1).

Bennett faisait précéder les injections intra-parenchymateuses de la scarification de la muqueuse du col, et, quand l'effet des injections était obtenu, il dilatait l'utérus à l'aide de l'éponge préparée.

Mundé employait la teinture d'iode et l'extrait fluide du seigle ergoté. Il plongeait l'aiguille à 1 centimètre de profondeur, parallèlement à la direction du canal

(1) Archives de tocologie, 1883, tome X, page 637.

cervical; mais cet auteur dut renoncer aux injections interstitielles du col pour deux raisons; la première parce que les résultats obtenus étaient nuls; la seconde parce qu'il observa des accidents inflammatoires très intenses du côté des organes pelviens, accidents qui nous paraissent provoqués non pas tant par le liquide employé, que par la méthode elle-même. Cette méthode, d'ailleurs, soulève, à notre avis, plusieurs objections. D'abord, il est vraisemblable d'admettre que le liquide injecté n'atteint pas toutes les parties malades, car il nous paraît difficile que l'action du médicament soit également répartie dans tous les points où il y a des lésions; de sorte qu'après l'injection, il existera des endroits où l'action du liquide aura été insuffisante ou nulle, tandis qu'à côté se trouveront des parties où cette action aura été très intense. Nous croyons, en outre, que la pratique des injections interstitielles est susceptible de provoquer, du côté de la matrice, un état inflammatoire aigu, ou tout au moins subaigu, aboutissant à la sclérose de cet organe, surtout si, comme cela se produit souvent, des eschares plus ou moins profondes viennent se surajouter aux lésions existant déjà. Il faut encore reconnaître que l'action irritante des liquides injectés ne reste pas locale, et, puisqu'il est prouvé que ceux-ci sont pris par la circulation, on doit admettre qu'ils peuvent faire éclater, au voisinage de l'utérus, des désordres plus ou moins graves comme ceux que Mundé a eu, plus d'une fois, l'occasion de constater. Enfin, l'indication première que se propose tout traitement rationnel dirigé contre la métrite du col, n'est pas remplie : la muqueuse intra-cervicale malade, infectée par les micro-organismes, cette muqueuse qu'il faut à tout prix enlever, on la respecte ou bien on la modifie à peine. C'est pour la détruire complètement que quelques auteurs l'ont attaquée au moyen des caustiques laissés à demeure dans la cavité utérine; mais pour arriver à ce but, il a fallu donner à ces caustiques, une forme particulière et une consistance spéciale. Nous voici amené à parler d'une pratique qui a fait grand bruit il y a quelques années, et qui a eu des partisans et des adversaires également éminents.

Notre intention n'est pas d'entrer dans un débat où des praticiens émérites ont affirmé leurs convictions que nous respectons. Dans ce travail nous nous contenterons de compulser les documents et d'exposer les résultats de nos recherches d'une façon toute impartiale.

Faire tomber la muqueuse utérine à la façon d'une eschare, tel était le but que poursuivaient ceux qui traitaient la métrite par les caustiques à demeure. Le caustique qui répondait le mieux à cette indication, celui qui a été le plus en vogue, est le chlorure de zinc.

M. Dumontpallier s'en servait sous forme de crayons ainsi composés :

Chlorure de zinc........ 1 partie,
Farine de seigle........ 2 parties,

ou bien :

Chlorure de zinc....... 1 partie,
Farine de seigle........ 3 parties.

Notre maître à la Pitié, M. Polaillon employait la pâte de Cauquoin, qu'il taillait en flèches.

Le manuel opératoire étant connu de tous, nous n'avons pas à le décrire. Rappelons seulement que la chute de l'eschare a lieu, presque toujours, dans la première semaine qui suit l'application du caustique. La muqueuse s'élimine, soit en bloc, en totalité, soit en fragments plus ou moins volumineux.

Dans la majorité des cas, l'introduction du caustique est suivie de douleurs plus ou moins violentes, et à caractères variables. Pour remédier à ces phénomènes douloureux, M. Dumontpallier incorporait à ses crayons 4 ou 5 centigrammes de chlorhydrate de cocaïne; mais les douleurs se produisaient tout de même.

Indépendamment des douleurs, de la rétention d'urine, un écoulement leucorrhéique plus ou moins abondant et purulent, enfin de la périmétro-salpingite ont été observés. Ces faits sont relatés aussi bien par les adversaires que par les partisans de la méthode. (Lauth (1), Dejardin (2).

Parmi les reproches qui ont été adressés à l'emploi des crayons de chlorure de zinc à demeure dans la cavité utérine, deux surtout doivent nous arrêter. D'abord, ainsi que l'a fait remarquer Pichevin, « la cautérisation au chlorure de zinc transforme la paroi utérine en une plaie qui suppure » (3). Cette cavité puru-

(1) *Lauth*. Thèse de 1889.

(2) *Dejardin*. Thèse de 1890.

(3) *Pichevin*. Gazette des hopitaux, 1890.

lente, obstruée par des parties mortifiées, est difficile à désinfecter. Plus tard, la muqueuse est remplacée par un tissu pathologique; enfin, la cautérisation peut atteindre les orifices tubaires qui, consécutivement, s'oblitèrent; d'où la stérilité et les salpingites.

Mais le reproche fondamental qui a été fait à la pratique des bâtons et des flèches de chlorure de zinc à demeure, est l'atrésie consécutive du canal cervico-utérin. Il existe, en effet, de nombreuses observations qui prouvent la possibilité de cette complication tardive, et, dans les documents que nous avons parcourus, nous l'avons trouvée signalée par les partisans de la méthode et par les adversaires.

Voici quelques faits à l'appui :

M. Reynier a expérimenté le traitement de la métrite par les bâtons de chlorure de zinc à demeure, et il avoue lui-même que, sur 6 cas, il a constaté 3 fois l'atrésie du col, atrésie irrégulière, due à un tissu cicatriciel résistant, difficile à dilater, et ayant tendance à se reformer toujours.

MM. Routier, Pozzi, Second, Quénu, ont eu l'occasion de constater plusieurs fois ce résultat à la suite de l'application des bâtons de chlorure de zinc à demeure.

M. Boursier relate également 3 cas d'atrésie utérine consécutive à ce genre de cautérisation; les voici résumés :

I. Observation. — Femme de 36 ans. Métrite Application d'un crayon de 6 millim. de diamètre A la suite, disparition des règles ; vives douleurs au moment des époques. Un an après la cautérisation on constate une oblitération complète de l'orifice interne du col, que l'on fait disparaître par la section et le cathétérisme. Retour des règles.

II. OBSERVATION. — Femme de 33 ans. Métrite ancienne avec rétroflexion légère. Bâton de 7 millim. de diamètre. Dilatation consécutive. Deux mois après la disparition des règles, et à chaque époque menstruelle, douleurs très vives. Orifice interne du col entièrement obstrué.

III. OBSERVATION. — Femme de 29 ans. Métrite fongueuse. Deux cautérisations avec des bâtons de 4 millim. de diamètre. Dilatations successives avec laminaires. Disparition des règles et douleurs à chaque période menstruelle. Le cathétérisme montre une atrésie complète au dessus du col (1).

M. Dejardin, partisan des crayons de chlorure de zinc, d'après le procédé de Dumontpallier, ne nie pas la possibilité de l'atrésie de la cavité utérine, puisqu'il dit : « La cicatrisation de la plaie de la muqueuse peut être vicieuse ; il peut se produire des brides plus ou moins nombreuses, plus ou moins étendues ; il peut aussi se faire qu'il y ait accollement des bords de la cavité utérine, et, conséquemment, obstruction de cette cavité ; enfin une autre forme d'atrésie, survenant à une époque assez éloignée de l'opération, a été observée, c'est l'atrésie due à la rétraction tardive du

(1) *Boursier*. Journal de médecine de Bordeaux, 30 novembre 1890.

tissu cicatriciel. » Plus loin l'auteur ajoute : « Bien plus grave est cette autre forme d'atrésie (celle du col) qui se produit quelque temps après la guérison ; les malades croient leur guérison assurée, la menstruation s'effectue régulièrement pendant plusieurs mois ; mais si on pratique le cathétérisme à cette époque, on constate un rétrécissement de la cavité utérine : l'instrument pénètre difficilement dans le corps de l'utérus, et il peut même être complètement arrêté au niveau de l'isthme. » Et comme conclusion M. Dejardin écrit dans sa thèse : « Son emploi (le baton de chlorure de zinc) est d'une innocuité absolue ! » (1).

En parcourant la thèse de M. Lauth, également partisan des bâtons de chlorure de zinc, nous lisons les lignes suivantes : « Il n'est pas rare de rencontrer, quelques mois après le traitement, des femmes chez lesquelles l'introduction de l'hystéromètre est impossible » (1) ; et plus loin : « l'oblitération de la cavité peut être complète » (2). Dans le travail de M. Lauth nous avons pu relever, sur un total de 30 observations de femmes soumises au bâton de chlorure de zinc, 22 cas d'atrésie.

De ces faits, et de bien d'autres qui ont été publiés, nous sommes forcé de reconnaître que l'atrésie consécutive aux crayons de chlorure de zinc est possible ; elle est même fréquente ; nous venons de le voir.

Pour expliquer cette complication on admet aujour-

(1) *Dejardin.* Thèse, 1890.
(2) *Lauth.* Thèse, 1889.

d'hui que le crayon introduit dans la cavité utérine ne s'adapte pas, quoi qu'on fasse, entièrement à la forme de cette cavité, et qu'alors il arrive que certaines régions, telles que les cornes utèrines, peuvent échapper, en partie, à l'action du caustique, tandis qu'au contraire d'autres régions plus étroites, l'orifice interne du col par exemple, sont en contact trop énergique avec le cylindre médicamenteux.

De là une action plus intense du caustique à ce niveau, une eschare trop profonde dépassant les limites de la muqueuse, et capable de donner naissance à une cicatrice circulaire dont la rétraction amènera une atrésie plus ou moins totale.

Aux objections qui leur sont faites, les partisans de la méthode répondent en disant que les cas d'atrésie constatés sont dus surtout à l'emploi de crayons trop volumineux. Pour eux le crayon ne doit pas avoir plus de 3 millimètres de diamètre. La question de volume importe peu, il nous semble; et nous croyons plus vraisemblable d'admettre que les crayons de chlorure de zinc, comme tous les crayons caustiques, n'agissent pas tant par leurs diamètres que par leur causticité même et leur durée plus ou moins longue dans une cavité présentant naturellement des régions larges et des régions étroites. Celles-ci sont pourvues de fibres musculaires annulaires, et par conséquent contractiles.

Supposons que ces régions étroites peuvent admettre largement le crayon de 3 millimètres de diamètre; que se passera-t-il? La présence de ce corps étranger irritant et caustique ne tardera pas à solliciter la contractilité de ces fibres qui, en se contractant, diminueront le diamètre du canal utérin, de telle sorte que, à un moment donné, le cylindre médicamenteux se trouvera étranglé comme par une bague, il y aura contact intime et énergique entre le cylindre et la paroi utérine; et plus ce contact sera énergique et de longue durée, plus la partie du canal cervico-utérin subira l'action du caustique.

Le résultat acquis, à ce moment-là, est alors le même que celui que l'on aurait obtenu, si, au lieu d'un crayon de 3 millimètres on avait introduit un crayon de 6 millimètres. L'atrésie consécutive sera donc encore possible; elle s'est produite, en effet, dans le cas relaté dans l'observation III citée par M. Boursier, et dans laquelle nous voyons une femme atteinte d'atrésie pour avoir subi la cautérisation avec un crayon de 4 millimètres de diamètre, 1 millimètre de plus que le crayon réglementaire !

L'atrésie utérine est une complication contre laquelle M. Dumontpallier lui-même dirigeait tous ses efforts. Pour l'éviter il recommandait formellement de recourir, immédiatement après la guérison de la métrite, à des séances de cathétérisme progressif et régulier, d'abord deux fois par semaine, puis une fois toutes les semaines, puis tous les mois. Cette recommandation formelle nous paraît bien être un aveu tacite de cet éminent praticien; car c'est reconnaître, en quelque sorte, les inconvénients tardifs de sa méthode. Pourquoi, en effet, se faire dilater? C'est, apparemment, parce que l'atrésie consécutive est à craindre, or, si elle est à craindre, c'est que le mode de traitement est défectueux; et puis quelle sujétion pour une malade! Venir deux fois par semaine, ensuite toutes les semaines, enfin tous les mois, pour subir la dilatation, alors qu'elle se croit guérie de sa métrite! Les premiers temps elle se soumettra à la prescription, parce qu'elle la croira nécessaire; mais, après quelques séances, elle négligera ou elle oubliera le rendez-vous, et, quand elle reviendra, il sera trop tard. Il est à remarquer en effet que l'atrésie produite par la cautérisation au chlorure de zinc à demeure est un résultat éloigné, tardif en général, et ce n'est pas seulement 20, 30 ou 40 jours après la sortie de la malade, qu'on a l'occasion d'observer ce résultat; c'est souvent plusieurs mois, un an même après qu'il peut se manifester (1). Aussi n'est-il pas rare de voir des malades, que l'on croyait guéries sans atrésie, revenir dans le service où elles ont été traitées, ou dans un autre service, se plaindre de leur ventre. On les examine, on les cathétérise, et on trouve le col bouché (trop heureuses encore quand elles n'ont que cela); on les interroge et on finit par apprendre qu'elles ont été bâtonnées. Enfin, terminons en disant que, même après des séances de dilatation successive, l'atrésie peut encore se produire; les observations II et III de M. Boursier en font foi.

Frappés des dangers que pouvait produire la cautérisation intra-utérine à l'aide des crayons de chlorure de zinc à demeure, quelques praticiens ont substitué

(1) Voir l'observation I de M. Boursier.

à ce caustique trop violent le sulfate de cuivre, sous forme de crayons, analogues à ceux du chlorure de zinc. Les qualités d'un bon crayon de sulfate de cuivre sont la souplesse, la solubilité et la pureté du caustique. Ils ont la même composition, la même longueur et le même diamètre que les crayons de chlorure de zinc. Ainsi ils sont formés d'une partie de sulfate de cuivre et d'une partie de farine de seigle. Un crayon de 7 centimètre 1/2 de long pèse 1 gramme et renferme, par conséquent, 50 centigr. de substance active, dose qui suffit pour cautériser la muqueuse. Laissé à demeure dans la cavité utérine pendant plusieurs heures, le sulfate de cuivre pénètre dans les culs-de-sac glandulaires dont il détruit les éléments septiques. L'action du crayon est à la fois cathérétique de la muqueuse et modificatrice des glandes utérines (1).

Les gros crayons ont 6 millimètres de diamètre, les petits 3 millimètres seulement. Les premiers déterminent des douleurs vives et prolongées avec accompagnement de vomissements et de coliques. Les seconds peuvent être introduits sans dilatation préalable et ne causent pas, en général, d'accidents.

L'introduction des crayons de sulfate de cuivre et les soins consécutifs sont les mêmes que pour les crayons au chlorure de zinc.

Dès le lendemain de l'opération, indépendamment de la rétention d'urine que l'on observe, souvent on voit

(1) *Dumontpallier*. Communication du 4 août 1891 à l'Acad. de médecine.

apparaître des pertes noirâtres, à reflets cuivriques, quelquefois mélangées de sang; trois ou quatre jours après ces pertes deviennent muco-purulentes. Le 5e et le 6e jour de l'introduction du crayon, le col est gros, congestionné. Le 10e jour, il devient normal, il n'y a plus d'écoulement, plus d'ectropion. Si le 10e jour la guérison n'est pas obtenue on introduit un autre crayon. Tels sont les renseignements que nous a fournis la thèse de M. Vaugeon, partisan de cette méthode (1). L'auteur de ce travail dit avoir traité avec succès toutes les espèces de métrite avec le crayon de sulfate de cuivre. Mais une chose nous étonne, c'est que, dans bon nombre d'observations citées par l'auteur, aucune mention n'est faite relativement à la perméabilité du canal cervico-utérin. Nous avons dû, en conséquence, chercher ailleurs d'autres renseignements capables de nous fixer sur l'état de ce canal après un pareil traitement.

Or, si l'on se rapporte aux *Archives de Tocologie*, 1892, page 695, on verra que M. Matignon déclare que le crayon de sulfate de cuivre, employé d'après la formule de M. Dumontpallier, n'est pas sans danger. En effet, indépendamment des douleurs qu'il détermine, il peut encore produire une atrésie consécutive. Deux malades que M. Matignon observa dans le service de M. Monod ont présenté cette complication tardive. La destruction des parties était telle, que non seulement la muqueuse utérine, mais encore la couche

(1) *Vaugeon*. Thèse, 1891.

musculaire n'avait pas échappé à l'action du sel de cuivre. M. Monod lui-même, ayant repris le traitement avec des crayons de sulfate de cuivre, contenant, non plus 50 centigrammes de sel, mais 25 centigrammes seulement, n'observa ni eschare, ni douleurs, et il obtint des résultats immédiats favorables. Mais les résultats éloignés? Ce sont eux qu'il importerait de connaître.

Les faits relatés par M. Matignon nous permettent de conclure que les crayons de sulfate de cuivre n'ont, sur ceux de chlorure de zinc, aucun avantage, les uns et les autres pouvant produire le même résultat, l'atrésie utérine consécutive. Le sulfate de cuivre n'est donc pas appelé à supplanter le chlorure de zinc. Après les tentatives infructueuses de Becquerel et de Tripier, il s'est représenté dans la thérapeutique utérine sous le patronage de M. Dumontpallier; et, bien qu'il ait revêtu la forme des bâtons de chlorure de zinc, il a été reconnu à ses méfaits.

Nous en dirons tout autant des crayons de nitrate d'argent à demeure dans la cavité utérine; ils sont passibles des mêmes reproches, malgré l'opinion de Courty qui pensait que la cautérisation intra-utérine ne devait être pratiquée qu'avec ce caustique.

Quelles conclusions devons-nous maintenant formuler sur le traitement de la métrite par les caustiques à demeure dans la cavité utérine? Ces conclusions sont basées sur les faits cités plus haut. De deux choses l'une : ou bien le caustique n'agit que superficiellement, et alors cette action est insuffisante; ou bien il agit profondément, et alors cette action a pour résultat immédiat la destruction totale de la muqueuse et de la couche de fibres musculaires sous-jacente, et pour résultat éloigné l'atrésie utérine.

Dans ce cas, la cavité utérine, à la chute des parties mortifiées, se trouve transformée en une plaie qui se cicatrise par bourgeonnement. Le tissu cicatriciel, en se rétractant, amène l'obstruction du canal cervico-utérin après un laps de temps plus ou moins long. Or, nous avons vu que cette obstruction était non seulement possible, mais fréquente. Serait-elle rare, que la seule constatation d'un pareil résultat et la pensée de ses conséquences, devraient, il nous semble, nous engager à une abstention complète de l'emploi des caustiques à demeure dans l'utérus. Mieux vaut recourir à une opération sanglante qui, faite suivant les règles de l'antisepsie, aura plus de chance de guérir la malade, sans l'exposer à des complications graves ultérieures.

Les opérations sur le col utérin, indépendamment de celles que nous connaissons déjà, sont nombreuses; mais le choix de ces opérations doit être commandé par les circonstances. C'est ce que nous verrons dans la suite.

Que penser du curettage comme traitement de la métrite cervicale chronique? Il est insuffisant; telle est l'opinion unanime.

« Les endométrites chroniques, invétérées, ne peuvent être guéries par la curette » (1).

(1) *Richelot*. Annales de gynécologie, 1889.

« C'est un leurre que de vouloir abraser la muqueuse d'un col sérieusement malade » (1).

Le hersage, de l'aveu même de M. Doléris, est un procédé infidèle. La récidive est la règle, et tôt ou tard, une opération plus radicale avec le bistouri devient nécessaire.

Dans certains cas l'opération d'Emmet, ou trachélorrhaphie, a été indiquée.

Cette opération, qui consiste à aviver les bords d'une lacération ancienne et à les rapprocher à l'aide de sutures, a été pratiquée la première fois par Emmet en 1862, chez une femme atteinte de déchirure bilatérale du col remontant jusqu'aux culs-de-sac vaginaux. Depuis 1869, époque à laquelle cette première opération fut publiée, la trachélorrhaphie eut une grande vogue à New-York. En Angleterre et en Allemagne elle était souvent pratiquée, alors qu'en France elle n'avait pas encore fait son apparition. Ce fut M. Tarnier qui le premier l'essaya, en 1880.

Les indications de l'opération d'Emmet ont été formulées d'une façon différente par les auteurs. Emmet s'exprime ainsi : « Dans tous les cas où la lacération s'accompagne d'un état d'hypertrophie de l'utérus, ou quand les femmes sont en proie à des névralgies, je considère l'opération comme nécessaire, quand bien même les parties seraient complètement cicatrisées. »

Emmet, considérant la stérilité comme dépendant parfois d'une lacération du col, la mentionne également comme une indication précise dans certains cas.

(1) *Loc. cit.*, 1890.

D'autres auteurs recommandent la trachélorrhaphie dans les cas d'éversion marquée de la muqueuse avec catharre cervical, qu'il y ait ou non subinvolution.

Goodell, de Philadelphie, trouve que l'opération doit être faite quand les circonstances suivantes se trouvent réunies :

1° Ectropion de la muqueuse et développement des glandes de Naboth ;

2° Prédispositions héréditaires à la réalisation de certaines affections organiques, le cancer, par exemple, ainsi que le croyait Emmet lui-même, Kaltemback et Briesky ;

3° Leucorrhée et ménorrhagie ;

4° Existence d'une inflammation péri-utérine subaiguë et persistante (1).

Cette dernière condition est, au contraire, regardée par le plus grand nombre comme une contre-indication de l'opération.

Mundé pratiquait la trachélorrhaphie quand les déchirures du col, même légères, s'ulcéraient et produisaient de la leucorrhée, quand ces déchirures entretenaient un état de subinvolution et d'hyperplasie chronique, quand il existait de l'ectropion et des kystes glandulaires, quand, enfin, le col était le siège d'ulcérations glanduleuses et étendues, résistant aux moyens ordinaires.

Schrœder trouve que l'opération d'Emmet n'est indiquée que dans les cas où il y a déchirure avec complications de métrite.

(1) Améric. Journal of. obstetrics, 1882.

Nous voyons d'après ce qui précède que les indications de la trachélorrhaphie sont plus ou moins restreintes suivant les auteurs ; mais tous sont d'accord pour reconnaître que la lacération du col constitue l'indication la plus nette. C'est, en effet, pour remédier à cette lacération, qui a été accusée de produire la stérilité, de prédisposer à l'avortement et de déterminer des phénomènes généraux sympathiques qu'Emmet inventa son procédé. Mais, de l'avis même de ce dernier, l'existence d'une simple fissure ne justifie pas l'opération. Celle-ci ne doit être entreprise que pour faire cesser les symptômes qui auront persisté après l'emploi, sans bénéfice apparent, du traitement préparatoire.

Par traitement préparatoire, Emmet entend le repos au lit pendant plusieurs semaines, les injections vaginales chaudes deux fois par jour pendant un quart d'heure, l'ouverture des kystes glandulaires à l'aide d'une aiguille, suivie de badigeonnages du col à la teinture d'iode, enfin la cautérisation légère des ulcérations avec le nitrate d'argent ou le chlorure de zinc. Mais l'utilité d'un pareil traitement a été contestée par Schrœder et beaucoup d'autres. Du reste, c'est moins à la déchirure du col, qu'aux lésions concomitantes (endométrite, paramétrite), que cette thérapeutique anti-opératoire s'adresse.

La technique de l'opération d'Emmet est des plus simples :

Dans un premier temps on fixe et on abaisse l'utérus, dans un second temps on avive les bords de la déchirure, dans le troisième temps on applique les sutures. Après l'opération repos au lit pendant 15 jours, injections vaginales antiseptiques matin et soir, lavements ou purgatifs légers. Les sutures sont enlevées du 8e au 12e jour, en commençant par celles d'en haut.

A la suite de cette opération, l'utérus diminue de volume, la leucorrhée et les troubles réactionnels disparaissent, mais les douleurs névralgiques peuvent persister plus ou moins longtemps. L'avivement est un temps très important de la trachélorrhaphie. Les uns le pratiquent aux ciseaux, les autres au bistouri ; mais, pour bien faire, il convient d'enlever tout le tissu de cicatrice et de n'affronter que des parties saines, bien vasculaires et douées de vitalité. Les surfaces destinées à se rencontrer doivent avoir les mêmes dimensions et s'adapter parfaitement.

Les sutures sont faites au fil d'argent et ont entre elles 4 à 5 millimètres d'intervalle. Vulliet, de Genève, faisait la suture avec un long fil d'argent ayant à un de ses bouts un plomb. On peut aussi faire un ourlet, et, quand cet ourlet est achevé, on met à l'autre extrémité du fil un autre plomb ; de cette façon on prévient l'irritation du vagin, et l'ablation des sutures est facilitée, puisqu'il suffit de couper l'une des extrémités du fil sous un des plombs et de tirer sur l'autre.

Quand la lacération du col est bilatérale, on enlève de chaque côté avec des ciseaux la muqueuse et une partie du parenchyme jusqu'au point de jonction des deux lèvres. on obtient ainsi deux surfaces avivées, séparées par une bande de tissu non dénudé, représentant le trajet normal du canal utérin. Alors, de haut en bas, et pour chaque côté, les sutures sont placées jusqu'à ce que les deux lèvres lacérées soient complètement réunies. En réalité, dans ce cas, il est préférable de pratiquer l'opération de Schrœder.

Quand la lacération du col est multiple ou étoilée, on a conseillé d'aviver les tissus et de couper une portion de parenchyme assez étendue pour ramener la lacération au type bilatéral. Si l'hyperplasie des parois cervicales s'oppose au rapprochement des lèvres de la lacération, on doit amputer les tissus hyperplasiés pour permettre l'affrontement.

Comme toutes les opérations nouvelles, celle d'Emmet a soulevé un grand nombre d'objections. On l'a accusée de produire des hémorrhagies primitives ou secondaires et des péritonites. On lui a reproché aussi de déterminer des rétrécissements du canal cervical; d'être un obstacle à la fécondation, d'entraver les accouchements subséquents par le fait de la cicatrice; enfin, on a dit que la lacération du col n'était pas à l'abri d'une récidive, lors d'un accouchement ultérieur.

Ces objections ne nous semblent pas sérieuses, et nous ne croyons pas à la possibilité de tels accidents lorsque l'opération est bien exécutée et faite selon les règles de l'antisepsie rigoureuse. Nous ne nous attarderons pas donc à la réfutation de ces accusations, qui, du reste, a été faite par M. Houzel de Boulogne, dans les *Annales de gynécologie*, 1888.

Mais ce que nous devons envisager ici c'est la valeur

de l'opération d'Emmet comme traitement de la métrite du col. Or, que se proposait l'auteur de cette opération. Il se proposait d'enlever un tissu de cicatrice résultant d'une déchirure du col produite par un accouchement, cicatrice déterminant des phénomènes douloureux réflexes, et empêchant le retrait complet de la matrice après cet accouchement. Ce n'est donc pas comme moyen de traitement de la métrite du col qu'Emmet propose son opération. Celle-ci, en effet, ne saurait guérir la métrite cervicale chronique, puisque les lésions caractéristiques de cette maladie sont presque toutes respectées. Il faudrait enlever toute la muqueuse du col altérée, il faudrait pouvoir atteindre les culs-de-sac glandulaires en dégénérescence kystique, il faudrait enlever enfin tous les tissus altérés. L'opération d'Emmet, au contraire, se borne à l'ablation d'un tissu de cicatrice, c'est-à-dire d'une petite partie des lésions; elle ne peut donc seule avoir la prétention d'être une opération curative radicale de la métrite cervicale chronique. Il faudrait, tout au moins, pour qu'elle soit efficace, l'associer à une autre opération faite dans la même séance à un hersage soigné et profond, si les lésions sont profondes, c'est au Schrœder qu'il faudra avoir recours.

Pour remédier aux lacérations plus ou moins complètes du col, avec éversion et hypersécrétion glandulaire, M. Laroyenne a imaginé un mode opératoire qu'il appelle « affranchissement par évidement » des lèvres du col dilacérées et éversées. Ce procédé consiste non pas à amputer par section perpendiculaire les lèvres du col, mais à pratiquer l'ablation méthodique des deux lèvres éversées, pour restituer à l'organe sa forme primitive. L'auteur de ce procédé se servait d'un couteau thermo-cautère coudé chauffé à blanc. Pour opérer la lèvre antérieure, le tranchant de cet instrument dirigé en bas et en arrière sectionne, de la portion malade, une épaisseur qui varie de 3 à 4 millimètres à 1 centimètre 1/2. On fait de même pour la lèvre postérieure, le tranchant du couteau cheminant alors en haut et en arrière. Les lèvres sont-elles trop proéminentes, on les libère par section bilatérale des commissures toujours à l'aide du couteau thermo-cautère coudé (1).

Ce procédé opératoire n'a guère été employé que par son auteur. On lui a reproché de produire des hémorrhagies souvent inquiétantes et de dégager, au fond du vagin, une quantité de fumée telle que l'opération devient longue et difficile.

Comme moyen de restauration du col nous pensons que l'opération de M. Laroyenne n'a, sur les autres procédés, aucun réel avantage; elle leur paraitrait même inférieure, car, après l'opération, le col se cicatrise par bourgeonnement, et, une fois cicatrisé, il est frappé de sclérose comme dans les cas d'ignipuncture. Enfin l'orifice externe du col sur lequel a porté la lame incandescente ne saurait échapper à la sténose consécutive par rétraction du tissu cicatriciel, comme dans les cas de thermo-cautérisation intra-utérine.

(1) Archives de gynécologie et d'obstétrique, 1883.

Comme moyen de traitement de la métrite du col, le procédé de M. Laroyenne est insuffisant, puisque, au-dessus des parties dont on fait l'ablation, on laisse en place toute la muqueuse endo-cervicale malade.

Les opérations de Sims, de Hégar, de Mackwald et de Simon, ont été tentées dans le but de guérir la métrite chronique du col. Mais si tous ces procédés d'amputation peuvent donner de bons résultats quand la muqueuse endo-cervicale est intacte, ils sont insuffisants dans les cas de métrite cervicale invétérée, où cette muqueuse est profondément et totalement altérée. A tous on peut faire le reproche de laisser en place une partie de cette muqueuse, c'est-à-dire des lésions, tous, par conséquent, au point de vue de la métrite du col, sont des procédés opératoires insuffisants.

L'opération vraiment efficace, celle qui est aujourd'hui classique, c'est l'opération de Schrœder ou amputation anaplastique du col. Elle répond à peu près à toutes les indications qui sont : la restauration du museau de tanche dans sa forme et dans ses fonctions, l'ablation aussi complète que possible de la muqueuse du canal cervical et de la couche musculaire immédiatement en rapport avec elle, enfin, la perméabilité du canal cervico-utérin qui se trouve conservée Pour toutes ces raisons, l'opération de Schrœder est, jusqu'à présent, le procédé de choix. Cette opération est décrite dans la plupart des traités de gynécologie, elle l'a été encore dans les thèses de M. Chanteloube, 1888, de Mme Vinaver, 1890, et de M. Pescher, 1892; il est donc inutile de répéter ici sa description. Nous nous bornerons à dire ce qu'il faut faire pour assurer le succès.

D'abord la malade doit être soumise pendant deux ou trois jours au repos et aux soins antiseptiques qui désinfecteront les voies génitales. L'utérus sera dilaté à la laminaire, car il faut toujours curetter cet organe avant de faire l'opération de Schrœder, sous peine de laisser au-dessus d'un col sectionné et qui doit se réunir par première intention une muqueuse envahie par des germes. Puis, ce curettage étant pratiqué avec soin, il faut le compléter par le hersage de la petite portion de la muqueuse cervicale qui contribuera à former le lambeau interne (Pichevin).

Durant toute la durée de l'opération, il est bon de faire l'irrigation contraire sur le champ opératoire, dans le double but d'entraîner le sang et de mieux assurer l'asepsie.

Quand on taillera les lambeaux on devra faire aussi haut que l'on pourra l'incision transversale de chacune des lèvres, afin de conserver le moins possible de muqueuse endocervicale malade. L'affrontement des lèvres de chaque valve devra être très exact et il faut que la muqueuse cervicale, après l'opération, ne fasse aucune hernie. Les incisions latérales seront réunies avec autant de soin que les lambeaux eux-mêmes, et on fera bien, à ce moment, d'enlever aux ciseaux ou au bistouri l'extrémité externe du lambeau interne qui fait saillie dans chacune des incisions latérales et gêne l'affrontement et la réunion de ces incisions. Il est bon de créer un orifice externe large et il convient, dans tous les cas, que le canal cervical admette très facilement un gros hystéromètre.

L'opération étant terminée, il est prudent de mettre dans le canal cervico-utérin une gaze iodoformée qui écarte les tissus, empêche le contact des surfaces opposées, met obstacle à toute tendance d'accollement d'une paroi à l'autre, maintient béant le canal utérin et enfin assure l'asepsie. Cette gaze doit être renouvelée plusieurs fois tant que la réunion des plaies n'est pas complète. Grâce à tous ces détails l'opération de Schrœder donnera des résultats à l'abri de toute critique, c'est peut-être pour les avoir négligés, que cette opération a été accusée de produire la sténose et la stérilité.

On a dit que cette opération était d'une exécution difficile. Nous reconnaissons que la manœuvre opératoire n'est pas toujours aisée ; mais est-ce là une objection sérieuse? Parce qu'une opération excellente dans ses résultats, présentera quelquefois des difficultés, faut-il pour cela la rejeter?

Mais alors il faudrait abandonner toutes les opérations un peu délicates, uniquement parce qu'elles sont délicates! Il n'est pas une opération qui ne demande de l'attention et un certain degré d'habileté.

CHAPITRE V

Il y a tout un côté du traitement de la métrite cervicale que nous avons laissé, jusqu'à présent, intentionnellement dans l'ombre, et dont nous devons parler maintenant, car il s'adresse, d'une façon générale, à tous les cas de métrite. C'est le traitement complémentaire par les toniques et les reconstituants, qui s'adressent à l'état général, toujours plus ou moins atteint dans cette affection ; c'est, en outre, la médication thermale, dont les bons effets se manifestent à la fois sur l'utérus et sur l'organisme tout entier.

Les malades non anémiques, souffrant de métrite récente et peu accentuée, avec leucorrhée abondante, se trouveront bien des eaux d'Ems, de Vichy et de Neuemarhr.

Celles qui sont lymphatiques et atteintes de métrite chronique ancienne, avec poussées congestives abdomino-pelviennes et troubles gastriques pénibles, bénéficieront des eaux de Saint-Sauveur, de Bagnères-de-Bigorre, de Marienbad, de Poden, de Carlsbad ou de Wiesbaden.

Aux chlorotiques et aux anémiques ne souffrant pas

de troubles gastriques ou intestinaux, on conseillera les eaux de Spa et de Marienbad. Les malades nerveuses se trouveront bien d'une cure à Néris.

Les cures balnéaires ont une grande importance, surtout les eaux chlorurées sodiques et celles qui sont riches en acide carbonique.

Les bains salés froids que l'on peut chauffer artificiellement conviennent principalement aux femmes lymphatiques et scrofuleuses, dont l'utérus, sans être très sensible, est volumineux, et dont la métrite invétérée ne présente plus d'exacerbations aiguës.

Les bains de mer sont doués de propriétés en tout semblables aux eaux salines contenant de l'acide carbonique.

Entre les sources thermales dites indifférentes et les sources d'eau salée la transition est établie par les eaux chlorurées sodiques contenant très peu de substances salines, mais à température élevée; telles sont les eaux de Wiesbaden, de Baden-Baden et de Bourbonne-les-Bains. Les bains irritants salés ou ferrugineux sont très favorables, car ils activent la résorption des exsudats et modifient avantageusement les conditions de la circulation.

En règle générale, les cures d'eaux sont surtout efficaces dans les cas de métrite invétérée. Elles constituent une espèce de cure complémentaire de la médication locale.

CONCLUSIONS

I. — La métrite du col doit avoir une thérapeutique spéciale.

II. — Le diagnostic de cette affection doit être fait exactement avant d'entreprendre tout traitement, sous peine de faire œuvre inutile ou même nuisible.

III. — La métrite est toujours d'origine infectieuse, microbienne.

IV. — Le traitement de la métrite du col doit varier suivant que la femme n'a pas eu ou a eu des enfants.

V. — Le traitement de la métrite du col, chez la femme nullipare diffère si l'orifice externe du col est perméable ou s'il est atteint d'atrésie congénitale. Dans l'un et l'autre cas l'indication première qui s'impose est la dilatation du canal cervico-utérin, dilatation temporaire dans le premier cas, définitive dans le second cas.

La seconde indication thérapeutique consiste à modifier la surface sécrétante soit à l'aide des topiques et d'antiseptiques, soit à l'aide d'une opération sanglante comme le hersage avec les instruments nouveaux, soit à l'aide de l'opération de M. Bouilly. Dans les cas d'atrésie congénitale il convient de pratiquer ou bien l'opération de M. Bouilly, ou bien l'une des opérations connues de stomatoplastie après modification suffisante dela muqueuse.

VI. — Le traitement de la métrite du col chez la femme multipare varie suivant que la métrite est récente ou ancienne : Si la métrite est récente, il faut d'abord des soins antiseptiques, des irrigations vaginales chaudes, des enveloppements humides, des saignées locales au moyen des sangsues ou des scarifications ; puis on modifiera la muqueuse cervicale par la dilatation prolongée, les topiques, les injections antiseptiques, le tamponnement à la gaze iodoformée.

Si la métrite est ancienne les moyens cités plus haut échouent ; il faut recourir à une opération. La cautérisation ignée et les caustiques à demeure sont inefficaces, inutiles et même dangereux à cause de l'atrésie consécutive du canal utérin. Le curettage et le lavage sont le plus souvent insuffisants.

Quand les lésions de la muqueuse sont peu intenses, la dilatation prolongée, les injections, les topiques antiseptiques et le tamponnement à la gaze iodoformée peuvent donner des résultats satisfaisantes. L'opération d'Emmet seule n'est pas, à proprement parler, un moyen de traitement de la métrite du col

Les opérations de Sims, de Hégar, de Mackwald et de Simon ne sont pas suffisants, car elles laissent en place une partie des lésions.

L'opération de Schrœder fait mieux ; c'est le procédé de choix et l'opération qui, jusqu'à présent, donne les meilleurs résultats, mais à condition qu'elle soit parfaitement exécutée.

VII. — Les toniques et les reconstituants ne doivent pas être négligés, non plus que les cures thermales dont les bons effets locaux et généraux ne peuvent être mis en doute.

INDEX BIBLIOGRAPHIQUE

Annales de gynécologie et d'obstétrique, 1880-1893.

Antipas. — Thèse de Monrpellier, 1891.

Archives de tocologie, 1880-1893.

Bellencontre. — Thèse de Paris, 1890.

Bouton. — Thèse de Paris, 1887.

Bulletin de l'Académie de médecine, août 1890.

Bulletin médical. — Février 1893.

Bulletins et *mémoires* de la Société de chirurgie, mars 1893.

Chalançon. — Thèse de Montpellier, 1891.

Chanteloup. — Thèse de Paris, 1688.

De Cliou. — Thèse de Montpellirr, 1885.

Couturier. — Thèse de Paris, 1899.

Courty. — Traité des maladies de l'utérus, 1881.

Dejardin. — Thèse de Paris, 1890.

Desmoulins. — Thèse de Paris, 1888.

Emmet. — Pratique des maladies des femmes.

Fage. — Thèse de Paris, 1881.

Fournier. — Thèse de Paris, 1887.

Hégor et *Kaltembach*. — Gynécologie opératoire, trad. de Bar, 1885.

Jacquelot. — Thèse de Paris, 1884.

Jassoud. — Thèse de Lyon, 1889.

Journal de Médecine de Bordeaux, novembre 1890.

Lauth. — Thèse de Paris 1889.

Marseille médical, n° 9, 1888.

Mundé. — Petite chirurgie gynécologique, traduction de Lauwers, 1890.

Péraire. — Thèse de Paris, 1889.

Pescher. — Thèse de Paris, 1892.

Pozzi. — Traité de gynécologie, 1892.

Revue des Sciences médicales, 1880-1893.

Revue médico-chirurgicale des maladies des femmes, décem-

Schrœder. — Maladies des organes génitaux.

Rojecki. — Thèse de Paris, 1888.

Sims. — Notes cliniques sur la chirurgie utérine, 1886.

De Sinéty. — Traité de gynécologie, 1884.

Touvenanil. — Thèse de Paris, 1891.

Vaugeon. — Thèse de Paris, 1891,

Mme Vinaver. — Thèse de Paris, 1889.

N. B. — *Nous ne signalons que les ouvrages les plus récents sur une question qui a déjà suscité tant de travaux depuis 50 ans.*

Paris — Imp. de la Faculté de médecine, Henri Jouve, 15, rue Racine.

IMPRIMERIE DE LA FACULTÉ DE MÉDECINE
HENRI JOUVE, 15, Rue Racine, PARIS.

www.ingramcontent.com/pod-product-compliance
Ingram Content Group UK Ltd.
Pitfield, Milton Keynes, MK11 3LW, UK
UKHW020402230726
13925UKWH00003B/1227

9 782013 560382